中国银屑病诊疗现状

2020

蓝皮书

主 编 李 航 林志淼 李若瑜

北京大学医学出版社

ZHONGGUO YINXIEBING ZHENLIAO XIANZHUANG 2020 LANPISHU

图书在版编目（CIP）数据

中国银屑病诊疗现状 2020 蓝皮书 / 李航，林志淼，
李若瑜主编 . —北京：北京大学医学出版社，2021.12
ISBN 978-7-5659-2529-0

Ⅰ. ①中… Ⅱ. ①李… ②林… ③李… Ⅲ. ①银屑病
－诊疗－研究报告－中国－2020 Ⅳ. ① R758.63

中国版本图书馆 CIP 数据核字（2021）第 247903 号

中国银屑病诊疗现状 2020 蓝皮书

主　　编：李　航　林志淼　李若瑜
出版发行：北京大学医学出版社
地　　址：（1000191）北京市海淀区学院路 38 号　北京大学医学部院内
电　　话：发行部 010-82802230；图书邮购 010-82802495
网　　址：http://www.pumpress.com.cn
E-mail：booksale@bjmu.edu.cn
印　　刷：北京金康利印刷有限公司
经　　销：新华书店
责任编辑：高　瑾　　责任校对：靳新强　　责任印制：李　啸
开　　本：787 mm×1092 mm　1/16　　印张：6.75　　字数：160 千字
版　　次：2021 年 12 月第 1 版　2021 年 12 月第 1 次印刷
书　　号：ISBN 978-7-5659-2529-0
定　　价：58.00 元

编委会

主 编

李 航　林志淼　李若瑜

副主编

涂 平　张春雷　张建中　王明悦

编 者 （以姓氏笔画为序）

于 波　王 刚　史玉玲　孙 青　孙良丹　李 斌

李恒进　李福秋　杨 斌　张福仁　陆前进　陈 翔

郑 捷　郑 敏　段逸群　栗玉珍　顾 军　顾 恒

夏 杨　徐金华　高兴华　陶 娟　蒋 献

序 言

　　银屑病是一种严重危害患者身心健康的慢性系统性疾病。患者在整个生命周期中不仅皮损反复发作和发展，多种相关疾病（例如心血管疾病、糖尿病、关节炎、代谢综合征等）的患病风险也会明显增加，心理健康和社会价值明显受损。银屑病及相关疾病已经成为公共卫生问题而受到关注。我国约有650万人罹患银屑病，其中约57%的患者为中重度，然而其中很多患者未选择到医院接受规范治疗。

　　国家"十四五"规划和二〇三五年远景目标，提出要改善人民生活品质，提高社会建设水平，实施"全面推进健康中国建设"重要战略部署，强调"把保障人民健康放在优先发展的战略位置，坚持预防为主的方针，深入实施健康中国行动，完善国民健康促进政策，织牢国家公共卫生防护网，为人民提供全方位全周期健康服务。改革疾病预防控制体系，强化监测预警、风险评估、流行病学调查、检验检测、应急处置等职能。建立稳定的公共卫生事业投入机制，加强人才队伍建设，改善疾控基础条件，完善公共卫生服务项目，强化基层公共卫生体系"。同时"国家实施健康中国战略"被写入《中华人民共和国基本医疗卫生与健康促进法》，为健康中国建设提供了法治保障。

　　为贯彻"十四五"规划和二〇三五年远景目标战略部署，银屑病规范化诊疗中心着力于银屑病患者全方位全周期的健康保障，改善银屑病诊疗基础条件、大力培养银屑病专病人才队伍、大规模开展真实世界诊疗数据采集并进行深入分析，从而全方位展示中国银屑病诊疗现状，推动银屑病规范化诊疗落地，提高我国银屑病诊疗水平，促进医疗水平的均质化，为我国庞大的银屑病患者群体提供更优质的健康服务，助力实现"健康中国"。

　　希望《中国银屑病诊疗现状2020蓝皮书》的出版，可以助力推动我国银屑病及相关疾病管理规范化进程，进一步改善我国银屑病诊疗水平，提高民生福祉，为"健康中国"贡献力量。

朱学骏

2021年3月

前　言

　　银屑病影响全球约 1.25 亿人，我国银屑病患者数量庞大，约 650 万，且患病率呈现增长趋势：1984 年调查我国银屑病患病率为 0.123%，2008 年我国六省市流行病学调查结果显示，患病率为 0.47%。患者发病主要在 35 岁以前，以年轻患者为主，多数患者的疾病严重程度为中重度，近 60% 的患者病程达到 10 年以上。本书所涉及的银屑病规范化诊疗中心临床大数据采集平台（下简称"大数据平台"）的数据（截至 2020 年 12 月，采自 129 家医院，总样本量 6093 例）也显示录入患者中约有 75% 为中重度银屑病［银屑病面积与严重性指数（PASI）评分≥3］。银屑病不仅影响患者的皮肤健康和心理健康，还会增加相关疾病发生风险，从而增加医疗负担和间接社会成本。银屑病患者罹患心血管疾病、高血压、糖尿病、代谢综合征、非酒精性脂肪肝、关节炎症等的风险明显增加，89% 的患者存在精神压力，37% 的患者因病失业，这些隐藏在皮损之下的危害正逐渐受到重视。然而，我国银屑病诊疗整体水平仍有待提高，诊疗流程规范化也尚待进一步落地：有调查显示，"快速清除皮损"是我国患者最关注的治疗需求，而接受调查的患者中有 62% 对目前治疗效果不甚满意（大数据平台中患者感觉一般或不满意的比例高达 66%），患者的治疗需求尚未得到满足；此外，目前银屑病患者系统治疗方式仍以中药为主，新型高效药物的使用率低，生物制剂的使用率不足 1%，远低于欧美，中心大数据平台也显示出相似的治疗格局。

　　为满足银屑病患者快速清除皮损的需求，让更多的患者获得规范、优质、全面的诊疗服务，提高银屑病规范化诊疗的可及性，践行"十四五"规划和二〇三五年远景目标中全方位、全周期保障人民健康的方针，由国家皮肤与免疫疾病临床医学研究中心（依托单位：北京大学第一医院）于 2020 年 8 月启动第一个全国性协作项目：银屑病规范化诊疗中心暨银屑病诊治真实世界大数据采集平台的建设。该项目旨在通过制定并实施银屑病规范化管理制度和措施，建立临床真实世界大数据平台，从而加强银屑病及相关疾病的规范化管理，推动我国银屑病诊疗基础设施建设、人才培养、数据化管理、临床研究水平的整体发展。项目一经启动就得到全国各地同道们积极响应，截至 2021 年 3 月共有近 200 家三级医院参与项目，录入银屑病患者数据过万例，参与医院及录入患者数持续快速增长。

在此背景下，国家皮肤与免疫疾病临床医学研究中心（依托单位：北京大学第一医院）组织银屑病规范化诊疗中心学术委员会专家成立了编委会，依托银屑病诊疗中心及临床大数据平台，从多角度、多层面，对 2020 年 9—12 月收集的临床患者数据进行统计分析，制定首部《中国银屑病诊疗现状 2020 蓝皮书》（下简称《蓝皮书》），面向专业医疗机构和公众发布。

本《蓝皮书》通过文献检索和筛选引用最新循证证据，采用专业数据处理技术及统计学方法对所采数据进行分析，专家集中研讨论证，最终成文。本《蓝皮书》主要包含以下 5 部分内容：银屑病诊治进展，银屑病规范化诊疗中心介绍，银屑病规范化诊疗中心真实世界临床大数据初步成果展示，银屑病规范化诊疗中心落地及银屑病专病门诊成功案例展示，中国银屑病诊治发展方向展望。其中的真实世界数据成果，描绘了我国银屑病患者人口学、行为学、遗传学、临床表现、生活质量、治疗现状等特征，全面展示了我国银屑病患者临床诊疗现状。全书可为政府机构制定相关健康保障政策提供参考，为各层级医疗机构提高银屑病诊疗水平提供依据，为广大医务工作者尤其是银屑病专业方向的临床医生提供中国真实世界临床数据，并面向公众开展银屑病诊疗知识普及教育，提高公众对银屑病的认知和健康意识。本《蓝皮书》旨在推动中国银屑病诊疗规范化落地，鼓励开展银屑病真实世界研究，从而促进我国银屑病诊疗和科研水平与国际接轨，最终惠及更多中国患者，提高人民福祉。

在本《蓝皮书》面世之际，衷心感谢各级领导的支持，感谢各位专家同道付出的辛勤劳动。未来基于银屑病诊疗中心建设和临床大数据平台的发展，《蓝皮书》的内容将持续增补、更新。我们相信《中国银屑病诊疗现状 2020 蓝皮书》将为建设"健康中国"做出重要贡献。

李　航　林志淼　李若瑜

2021 年 3 月

CONTENTS 目录

CHAPTER

1

银屑病诊治进展

- 1.1 银屑病发病机制研究进展

- 1.2 银屑病的诊疗

- 1.3 银屑病诊疗进展

1.1 银屑病发病机制研究进展

银屑病是一种免疫介导的慢性皮肤病，发病机制复杂，尚未完全阐明。银屑病发病与遗传因素有关，遗传易感人群发病可由于多种环境因素触发免疫介导的炎症反应，包括创伤、感染（如链球菌感染）、吸烟和药物等；固有免疫和适应性免疫均参与了疾病的发生和发展[1]。

在发病的最初步骤中，固有免疫细胞，包括浆细胞样树突状细胞、角质形成细胞、自然杀伤性 T 细胞和巨噬细胞被激活，并分泌细胞因子如干扰素 α（IFN-α）、肿瘤坏死因子 α（TNF-α）等，激活髓样树突状细胞。一旦被激活，髓样树突状细胞将分泌白介素 -12（IL-12）和白介素 -23（IL-23），从而介导适应性免疫。IL-12 诱导自然 T 细胞分化为 1 型辅助 T 细胞（Th1），Th1 细胞可进一步分泌 TNF-α 和干扰素 -γ（IFN-γ）。而 IL-23 可调控 17 型辅助 T 细胞（Th17）和 22 型辅助 T 细胞（Th22）的分化和增殖，其中 Th17 细胞分泌 IL-17、IL-22 和 TNF-α；Th22 细胞可分泌 IL-22。Th1 细胞、Th17 细胞和 Th22 细胞分泌的细胞因子，将进一步介导炎症反应的发展。细胞因子在炎症通路中发挥了重要的作用，其中上游细胞因子 TNF-α，中游细胞因子 IL-12、IL-23 及下游细胞因子 IL-17 备受关注。以 IL-17A 为例，它被认为是银屑病发病机制中非常重要的细胞因子，IL-17A 与角质形成细胞膜上的受体结合，诱导角质形成细胞增殖，血管生成介质和内皮黏附分子表达增加，以及免疫细胞浸入病灶皮肤（图 1-1）[2]。同时，中性粒细胞、肥大细胞、自然杀伤细胞等固有免疫细胞也是 IL-17A 的主要来源[3]。

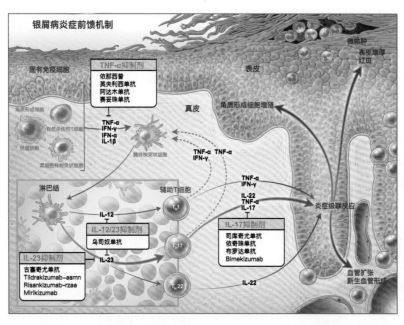

图 1-1 银屑病发病免疫学机制及生物制剂作用靶点[2]

1.2 银屑病的诊疗

目前，银屑病治疗方法包括局部治疗、物理治疗和系统治疗，其中系统治疗又包含传统系统治疗和生物制剂治疗[4]。

局部治疗适用于大多数银屑病患者，轻度局限性银屑病可考虑单独使用，对于中、重度银屑病，可联合物理治疗和系统治疗[4]。常用的局部外用药物包括润肤剂、维生素 D3 衍生物、维 A 酸类药、糖皮质激素、钙调磷酸酶抑制剂、角质促成剂等[4]。近年来我国银屑病新药研发在此领域也取得了重大突破，本维莫德是中国皮肤科领域的首个 First-in-class（同类第一）全球首创药物，属于国家 1 类新药，获国家专利保护，"重大新药创制"国家科技重大专项成果[5]。

物理治疗主要指光疗，包括窄谱紫外线（NB-UVB）、光化学疗法（PUVA）等。NB-UVB 适用于中重度寻常型银屑病、关节病型银屑病，红皮病型和脓疱型银屑病患者慎用；PUVA 适用于中重度寻常型银屑病，局限性斑块状银屑病，其他治疗无效或因不良反应较大不能继续的红皮病型、脓疱型银屑病，单纯 UVB 照射疗效不满意或对 UVB 高度敏感者[4]。

传统系统治疗药物主要包括甲氨蝶呤、环孢素、维 A 酸类等；生物制剂主要包括 TNF-α 抑制剂、IL-12/23 抑制剂、IL-23 抑制剂、IL-17A 抑制剂等，系统治疗可单独或联合其他治疗方法应用于中重度银屑病患者[4]。

1.3 银屑病诊疗进展

1.3.1 国际银屑病诊疗进展

1.3.1.1 生物制剂疗效提升推动银屑病治疗目标升级

近年来，银屑病领域的一大进展是治疗目标实现了跃升[6]。2010 年欧洲中重度银屑病治疗目标共识将"皮损完全清除"作为银屑病治疗的最终目标，然而基于当时临床研究中药物治疗所能达到的疗效，来自 19 个国家的专家将 PASI* 75（银屑病面积与严重性指数评分较基线降低 75%）作为中重度银屑病治疗目标，这也是首个被提出的银屑病治疗目标[7]；2015 年欧洲系统治疗 S3 指南指出，由于新的生物制剂（例如 IL-17A 抑制剂等）的临床研究获得了较高的 PASI 90/100（银屑病面积与严重性指数评分较基线降低 90%/100%）应答率，PASI 90 将可能作为新的治疗目标[8]；2017—2020 年，鉴于生物制剂可达到更高的疗效，意大利[9]、英国[10]、德国[11]、法国[12]、欧洲[13]指南相继更新，将皮损完全清除或者几乎完全清除即达到 PASI 90/100 作为新的治疗目标。治疗目标的提升说明银屑病治疗效果已经可让患者实现"皮损完全清除"（图 1-2）。

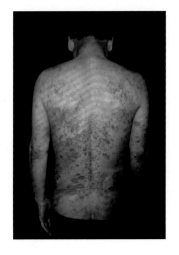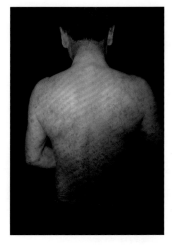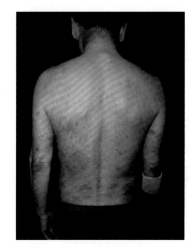

图 1-2　银屑病治疗后效果展示

---

* PASI 评分：银屑病面积与严重性指数评分，评分越高疾病严重程度越重。＜ 3 为轻度，3 ～＜ 10 为中度，≥ 10 为重度

PASI75/90/100：银屑病面积与严重性指数评分较基线降低 75%、90%、100%，反映皮损改善程度，百分比越高皮损清除率越高

从银屑病治疗目标的发展历程可见，生物制剂对于银屑病治疗效果的提升是推动治疗目标跃升的关键助力。生物制剂是一种分子靶向药物，是免疫学理论与分子生物学技术结合的产物，可对特定靶点进行精准抑制，近年来被广泛应用于免疫介导性疾病，如类风湿关节炎、强直性脊柱炎、炎性肠病等[14]。2004 年首个银屑病生物制剂 TNF-α 抑制剂依那西普获得美国食品药品管理局（FDA）和欧盟欧洲药品管理局（EMA）批准上市，揭开银屑病治疗生物制剂时代的序幕。随着更接近下游的靶点的发现（如图 1-1），生物制剂也不断迭代[2]，TNF-α 抑制剂、IL-12/IL-23 抑制剂、IL-23 抑制剂、IL-17A 抑制剂先后上市（表 1-1）。

表 1-1　截至 2020 年生物制剂治疗银屑病适应证获批时间[4, 10]

类型	靶点	代表药物	获批时间		
			美国 FDA	欧盟 EMA	中国 CFDA
TNF-α 抑制剂	TNF-α	依那西普	2004	2004	2017
		英夫利西单抗	2006	2005	2013
		阿达木单抗	2008	2007	2017
IL-12/IL-23 抑制剂	IL-12/IL-23	乌司奴单抗	2009	2009	2019
IL-23 抑制剂	IL-23 p19	古塞奇尤单抗	2017	2017	2019
IL-17A 抑制剂	IL-17A	司库奇尤单抗	2015	2015	2019
		依奇珠单抗	2016	2016	2019

CFDA，国家食品药品监督管理总局（于 2018 年 3 月更名为国家药品监督管理局）

针对上游靶点的 TNF-α 抑制剂如阿达木单抗的中国随机双盲安慰剂对照Ⅲ期临床研究显示，12 周时 PASI 75 应答率为 77.8%[4]。针对中游靶点的 IL-12/IL-23 抑制剂，如乌司奴单抗的中国多中心双盲安慰剂对照Ⅲ期临床研究显示，12 周 PASI 75 应答率为 82.5%，PASI 90 应答率达到 66.9%[4]。针对下游靶点的 IL-17A 抑制剂，如司库奇尤单抗，300 mg 治疗 12 周 PASI 75 和 PASI 90 应答率甚至分别达到 97.7% 和 81%；16 周 PASI 90 应答率可达 87%，并且有超过 1/3 的患者皮损完全清除（PASI 100 应答率为 39.7%）[15]；该药为期 52 周的中国随机双盲安慰剂对照Ⅲ期临床研究显示 52 周 PASI 75/90/100 应答率分别为 95.4%、82.1%、42.1%[15]。可见，生物制剂的不断涌现使得皮损清除效果不断提升，从而推动 PASI 90/100 逐步成为银屑病新的治疗目标。

1.3.1.2 指南更新推动生物制剂治疗地位提升

2005 年英国皮肤科医师协会发布《英国皮肤科医师协会生物制剂治疗指南》时，生物制剂被应用于临床实践的时间尚短，指南对生物制剂仅做谨慎推荐[16]。随着生物制剂循证证据的积累，欧美各国相继更新指南推荐，逐步加强了对生物制剂的推荐力度，但在较长的一段时间内，生物制剂仍是传统疗法（如光疗、甲氨蝶呤、阿维 A 或环孢素）治疗失败、禁忌或不耐受后的选择。

Clear 研究是首个采用 PASI 90/100 作为主要终点的临床研究，该试验比较了司库奇尤单抗和另一种生物制剂治疗中重度银屑病患者的疗效，治疗 16 周后，司库奇尤单抗 PASI 90 和 PASI 100 应答率分别为 79% 和 44%，与其对照的另一种生物制剂分别为 58% 和 28%[17]。

鉴于临床研究表现出的优异皮损清除率和良好安全性数据，证据质量高，2018 年德国 S3 指南[11]强烈推荐生物制剂（司库奇尤单抗、阿达木单抗）可作为中重度银屑病的一线治疗，标志着生物制剂可作为中重度银屑病患者的治疗首选（图 1-3）。

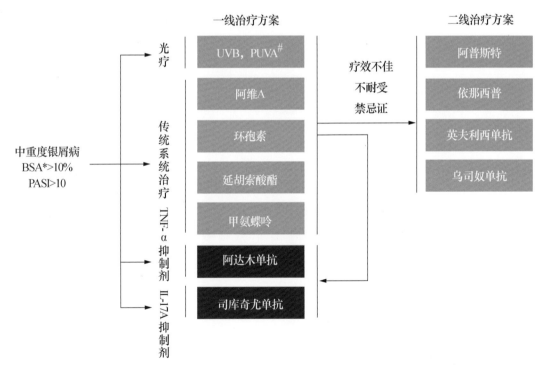

图 1-3 2018 年德国 S3 指南推荐生物制剂可作为中重度银屑病一线治疗药物[11]

* BSA，体表受累面积，百分比越大皮损面积占全身面积越大，疾病严重程度越高。< 3% 为轻度，3% ～< 10% 为中度，≥ 10% 为重度

\# UVB，中波段紫外线；PUVA，光化学疗法

众多临床研究及循证结果表明[15, 18-20]，生物制剂相较于传统治疗（局部外用药物、光疗、传统系统治疗药物）有更高的皮损清除率，整体较传统系统治疗药物有更好的安全性，因此生物制剂地位获得更广泛的认可。在最新发布的《2020 欧洲寻常型银屑病系统治疗指南》[13]中，生物制剂被推荐为中重度银屑病的一线治疗药物（图 1-4）。

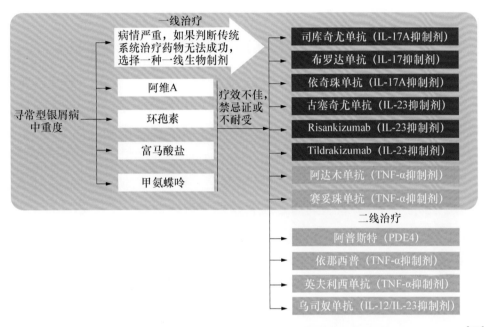

图 1-4 《2020 欧洲寻常型银屑病系统治疗指南》推荐生物制剂作为一线治疗[13]

PDE4，磷酸二酯酶 4

生物制剂优异的疗效也推动了银屑病治疗理念的革新，国际银屑病委员会（IFC）提出应该更多关注银屑病患者对更高疗效的需求，认为皮肤受累面积较小（如 BSA < 10%）但伴随累及特殊部位（如头皮、生殖器、手掌、脚掌、指甲、面部）、既往局部用药治疗无效、合并关节病型银屑病、生活质量极差的患者的疾病严重程度被低估，因而无法获取更先进治疗方案，无法实现更高的皮损清除效果，治疗需求并未得到满足。经来自 32 个国家的 138 名专家共同商定，推荐采用"二分法"进行疾病和治疗分类，将患者按适合局部治疗和适合系统治疗进行分类，符合以下任一条件均可采用包括生物制剂在内的系统治疗：局部治疗失败、特殊部位受累、BSA > 10%。这一治疗理念的革新更进一步将生物制剂的应用扩展至局部治疗失败的患者[21]。

伴随生物制剂的发展，其使用规范也日益成熟。美国[6]、意大利[9]、英国[10]、德国 S3[11]、法国[12]、欧洲 S3[8] 等指南均对生物制剂的使用规范进行了详细的阐述：根据不同药物的特点，明确每种药物相应的治疗前筛查项目、治疗评估时间、治疗过程中筛查项目、治疗随访、疗效评估，并有明确的更换治疗方案的标准，以及孕妇、儿童、老年人、接受手术、疫苗注射、患传染病［如结核、病毒性肝炎、人类免疫缺陷病毒（HIV）等］等特殊人群的生物治疗处置措施。

1.3.1.3 当皮损全清已成为可能，银屑病共病逐渐得到更多关注

银屑病与多种疾病（如心血管疾病、2 型糖尿病、关节病、肥胖、非酒精性脂肪肝、炎性肠病、心理疾病等）发生风险增加有关[22]（图 1-5）。关节病型银屑病影响 1/3 的银屑病患者[23]，约 85% 的关节症状出现在皮损之后[24]。银屑病患者较一般人群心血管疾病死亡风险增加 37%，心肌梗死的风险增加约 200%，脑卒中风险增加 59%[25]；2019 年美国心脏病学会 / 美国心脏协会（ACC/AHA）心血管疾病一级预防指南将银屑病列为心血管疾病"风险因子"[26]。2016 年世界卫生组织（WHO）的全球报告中倡导关注银屑病及其共病的管理，对银屑病患者进行综合管理[27]。国外已有多部专门针对银屑病共病的指南发布，对银屑病共病的管理进行详细阐述，例如《2012 EADV 临床实践指南：银屑病患者共患病的综合疗法》[28]、《2018 ACR/NPF 指南：银屑病关节炎的治疗》[29]、《2017 NPF 共识声明：儿童银屑病合并症筛查指南》[30]、《2019 AAD/NPF 指南：银屑病伴意识和注意力合并症的管理的治疗》[31] 等 *。

银屑病共病与银屑病患者全身炎症状态有关，银屑病致病细胞因子例如 IL-17A、TNF-α 等参与共病的发生发展[32]。因此，消除全身炎症成为共病预防与治疗的关键，生物制剂的临床研究也证实，不同靶点的生物制剂对银屑病共病有不同的获益，可用于共病的预防或治疗[33-37]。

---

* EADV：欧洲皮肤性病学会；ACR：美国风湿病学会；NPF：（美国）国家银屑病基金会；AAD：美国皮肤病学会

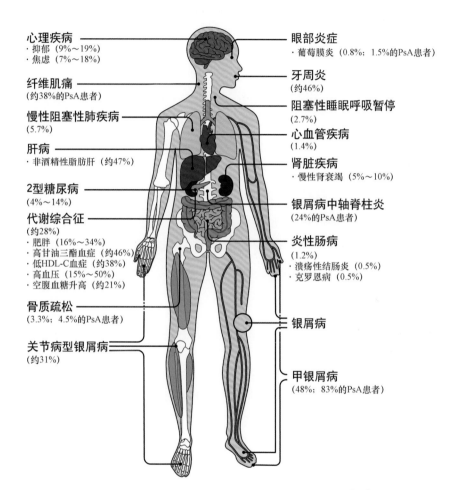

心理疾病
· 抑郁（9%～19%）
· 焦虑（7%～18%）

纤维肌痛
（约38%的PsA患者）

慢性阻塞性肺疾病
（5.7%）

肝病
· 非酒精性脂肪肝（约47%）

2型糖尿病
（4%～14%）

代谢综合征
（约28%）
· 肥胖（16%～34%）
· 高甘油三酯血症（约46%）
· 低HDL-C血症（约38%）
· 高血压（15%～50%）
· 空腹血糖升高（约21%）

骨质疏松
（3.3%；4.5%的PsA患者）

关节病型银屑病
（约31%）

眼部炎症
· 葡萄膜炎（0.8%；1.5%的PsA患者）

牙周炎
（约46%）

阻塞性睡眠呼吸暂停
（2.7%）

心血管疾病
（1.4%）

肾脏疾病
· 慢性肾衰竭（5%～10%）

银屑病中轴脊柱炎
（24%的PsA患者）

炎性肠病
（1.2%）
· 溃疡性结肠炎（0.5%）
· 克罗恩病（0.5%）

银屑病

甲银屑病
（48%；83%的PsA患者）

图 1-5　银屑病（PsA）相关疾病及患病率[32]

HDL-C，高密度脂蛋白胆固醇

1.3.1.4 银屑病诊疗的进展对患者管理提出了更高的要求

达标治疗 T2T（treat to target）是指在疾病治疗中应"严格控制"治疗目标，要在有限的时间窗口内实现预定的治疗目标[38]。最早用于血脂的控制，随后血糖、血压、类风湿关节炎等慢性病领域陆续引入该治疗模式，并取得了有目共睹的成绩，达标治疗的理念逐渐深入人心。银屑病"达标治疗"理念起始于 2010 年欧洲中重度银屑病治疗目标共识首次提出的治疗目标[15]，随着治疗目标逐渐接近并达到皮损完全清除，银屑病达标治疗理念逐渐成熟。2021 年，意大利发布了首个《意大利中重度银屑病患者达标治疗共识》[39]（以下简称"意大利达标治疗共识"），提出了最新的银屑病"达标治疗"方向：

- 临床缓解：达到 PASI 90 应答或 PASI 评分 ≤ 3，贯穿治疗始终；
- 健康相关的生活质量：DLQI* ≤ 3；
- 消除全身炎症（共病管理）；
- 治疗安全性：根据患者和药物特点定期评估安全性。

1.3.2 中国银屑病诊疗现状

1.3.2.1 "快速清除皮损"是中国患者最迫切的治疗需求

"清除皮损"是银屑病的一大治疗目标，同时也是患者最关注的治疗需求。中国银屑病疾病负担和患者生存质量调研[1]纳入了 497 例患者，显示患者最关注的是"快速清除皮损"，对于疗效和起效速度均有较高需求（图 1-6）。本中心的大数据平台纳入 5741 例患者资料，也提示了相似的患者治疗需求（图 1-7）。

---

* DLQI：皮肤病生活质量指数，评分可反映疾病的严重程度，评分越高疾病严重程度越高。通过生理、心理、日常生活、社交、工作、学习等方面的调查判断疾病对患者生活质量的影响程度

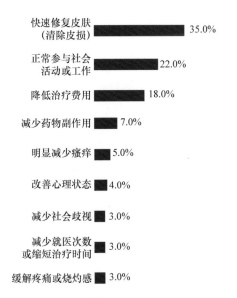

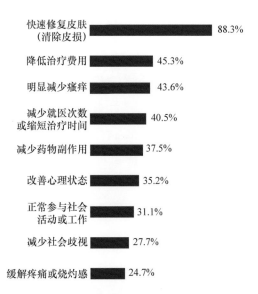

图 1-6　中国银屑病疾病负担和患者生存质量调研 2018[1]

图 1-7　本中心大数据平台中国患者治疗需求调查

1.3.2.2 目前的主要治疗方式尚难以满足患者的治疗需求

2017 年一项对 12031 例中国银屑病患者的调查显示，采用系统治疗的患者有 72% 为中药治疗，21.6% 使用阿维 A，13.3% 使用糖皮质激素，仅 10.8% 使用免疫抑制剂（未说明具体类型）[40]。本中心大数据平台纳入的 5406 例患者数据也显示：48% 的患者接受过系统治疗（不包括生物制剂治疗）或光疗且其中中药占比接近 50%，仅 7.1% 的患者接受过生物制剂治疗。可见我国银屑病系统治疗仍以中药为主，其次为其他传统系统治疗药物，生物制剂使用率低。中药虽可改善银屑病症状，但缺乏量化的疗效评价标准，更难以达到 PASI 90/100 的治疗目标；而传统系统治疗药物甲氨蝶呤、阿维 A 诱导期的 PASI 75 应答率仅分别约 30%、45%[12]，难以满足中国患者对"快速清除皮损"的治疗需求。

1.3.2.3 中国的治疗目标逐渐与国际标准接轨

2019 年，《中国银屑病诊疗指南（2018 完整版）》[4]（下称《中国指南》）补充和细化了系统治疗流程；《中国银屑病生物治疗专家共识（2019）》[41]（下简称《中国共识》）细化了生物制剂治疗前筛查、治疗过程中监测，以及特殊人群的处置；弥补了我国银屑病生物制剂治疗规范的空白。在《中国共识》中，已开始采用与国际同步的治疗目标"PASI 90/100 或 IGA 0/1*"。

1.3.2.4 生物制剂应用已开始崭露头角

中国在 2013 年迎来第一种生物制剂英夫利西单抗的上市，截至 2020 年底，已有 7 种生物制剂相继获批在中国上市，包括 TNF-α 抑制剂（依那西普、英夫利西单抗、阿达木单抗）、IL-17A 抑制剂（司库奇尤单抗、依奇珠单抗）、IL-12/IL-23 抑制剂（乌司奴单抗）和 IL-23 抑制剂（古塞奇尤单抗）。中国上市时间与国际间隔也在不断缩短，从原先约 10 年缩短至 2 年（表 1-1）。未来还将有更多以 IL-23 抑制剂和 IL-17 抑制剂为主的生物制剂新药进入中国市场，例如 Risankizumab、Tildrakuzumab、Mirikizumab、Bimekizumab、Brodalumab 等[3]，将极大丰富我国银屑病生物治疗的药物选择，造福患者。

目前的《中国共识》弥补了我国生物制剂使用规范指导的空白，但生物制剂的适用人群限制仍较严格："生物制剂主要用于重症、难治以及特殊类型银屑病患者，建议：①中重度斑块状银屑病在传统治疗无效、失效或无法耐受时，或者疾病对患者生活质量有重大影响或带来重大健康风险时可以考虑生物制剂治疗；②关节症状明确的关节病型银屑病，经抗风湿药物治疗不能有效缓解，或累及脊柱、骶髂关节者，可积极考虑生物制剂治疗；③泛发性脓疱型银屑病和红皮病型银屑病尚未被批准为生物制剂治疗的适应证，但国内外均有临床应用的报告，如需使用生物制剂，要根据患者的具体情况进行综合评估"[41]。

---

* IGA：研究者整体评价，反映皮损严重程度，评分范围 0 ～ 5 分，评分越高疾病严重程度越高。IGA 0/1 为 IGA 评分 0 分或 1 分：0 分为无皮损、无体征；1 分为几乎没有皮损，仅有可观察的红斑和丘疹 / 浸润

与国际银屑病诊疗开始逐渐推荐生物制剂作为一线和主要治疗药物的发展趋势相比,我国对生物制剂的推荐力度和应用规范尚有进一步提升空间,以满足更多患者对于更好疗效和安全性的治疗需求。当前,我国已逐渐将生物制剂纳入医保,国家政策的落地将为新型高效药物充分应用、临床经验积累及造福患者提供契机。期待中国患者可以获得更高效安全的治疗方案(如生物制剂治疗),中国的诊疗水平可以更好地与国际接轨。

1.3.2.5 生物制剂诊疗流程和目标管理可进一步细化

《中国共识》作为我国首部生物制剂治疗专家共识,为我国生物制剂规范化应用提供了不可或缺的权威指导。参考国际指南与共识(表 1-2),相信通过进一步积累循证资料,加强细化管理以及细致科学评估,会在以下方面总结出更加符合中国国情的指导原则:

- 根据每一种药物特点给予筛查、监测、用药、换药、停药、再治疗等针对性的推荐;
- 不同生物制剂长期治疗随访中的评估时间指导;
- 疗效不佳换药评估标准。

表 1-2　各国指南和共识对生物制剂治疗指导内容

指南内容	2017 意大利指南[9]	2018 德国 S3 指南[11]	2019 法国指南[12]	2019 AAD/NPF 指南[6]	2020 BAD 指南[10]
适用人群选择标准	√	√	√	√	√
治疗药物推荐	√	√	√	√	√
疗效评价标准	√	√	√	√	√
剂量 / 方案调整	√	√	√	√	√
治疗路径	√	√	√		√
风险因素评估 / 监测	√	√	√	√	√
特殊人群治疗指导	√	√	√	√	√
每种药物治疗前筛查项目	√	√	√	√	√
每种药物治疗中监测项目	√	√	√	√	√
每种药物剂量推荐	√	√	√	√	√
每种药物适用风险	√	√	√	√	√

续表

指南内容	2017 意大利指南[9]	2018 德国 S3 指南[11]	2019 法国指南[12]	2019 AAD/NPF 指南[6]	2020 BAD 指南[10]
每种药物疗效评估时间	√	√	√	√	√
疗效不佳换药评估标准	√	√	√	√	√
每种药物停药指导	√	√	√	√	√
每种药物再治疗方案	√	√	√	√	√

AAD，美国皮肤病学会；NPF，（美国）国家银屑病基金会；BAD，英国皮肤科医师协会

1.3.2.6 银屑病共病的管理已经引起重视，需加强规范化管理

银屑病共病严重影响患者的健康，降低患者生活质量，甚至威胁患者生命，加剧银屑病对患者生命全周期的危害，增加医疗负担和社会成本，亟需早筛查早干预。《中国指南》[4]中对银屑病共病危害已有所描述，期待将来会进一步完善对共病的管理和治疗的详细指导；也期待《中国共识》[41]能进一步涉及对银屑病共病的管理。目前，我国有一部银屑病相关共病共识《中国关节病型银屑病诊疗共识》[42]。由此可见，我国虽已开始关注银屑病共病管理，但尚缺乏规范化指导。期待未来有更多银屑病共病相关指南和共识进行指导，为患者提供全周期、全方位的健康保障。

近年来，国际银屑病的诊疗正在发生深刻的变化，包括新型药物涌现、治疗效果跃升、治疗目标更新、治疗理念革新；我国银屑病诊疗正在迎头赶上，但仍亟需进一步提升银屑病管理模式以适应时代的变革。因此，银屑病规范化诊疗落地和实施十分有必要且迫在眉睫，这将有助于整体推动中国银屑病诊疗水平与世界接轨，并走出具有中国特色的道路。本书力图为银屑病规范化诊疗提供参考方案，期待与广大同仁共同推动中国银屑病诊疗不断进步。

CHAPTER

2

银屑病规范化诊疗中心介绍

2.1 项目背景及立项过程

2019 年 5 月 24 日科学技术部、国家卫生健康委、中央军委后勤保障部、国家药品监督管理局联合发布文件（国科发社〔2019〕177 号），正式认定第四批国家临床医学研究中心。北京大学第一医院皮肤科作为唯一被公示的皮肤科领域单位，正式获批成为国家皮肤与免疫疾病临床医学研究中心（以下简称"国家中心"）。

根据《科技部国家卫生计生委军委后勤保障部食品药品监管总局关于印发〈国家临床医学研究中心五年（2017—2021 年）发展规划〉等 3 份文件的通知》（国科发社〔2017〕204 号）和《科技部办公厅卫生健康委办公厅军委后勤保障部办公厅药监局综合司印发〈关于规范国家临床医学研究中心分中心建设的指导意见〉的通知》（国科办社〔2019〕107 号），为加强皮肤病学科技创新体系建设，优化皮肤科临床医学研究组织模式，加快推进皮肤科领域技术创新和成果转化，推进国家皮肤病临床医学研究创新网络建设，国家皮肤与免疫疾病临床医学研究中心（依托单位：北京大学第一医院）已于 2020 年 8 月正式启动第一个全国协作项目——银屑病规范化诊疗中心暨银屑病诊治真实世界大数据采集平台的建设（图 2-1）。

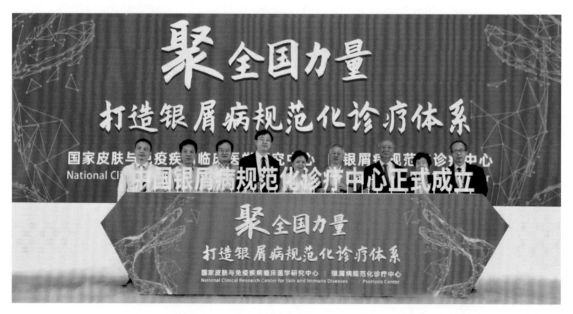

图 2-1　第二届皮肤科可持续快速发展北大高峰论坛上正式发起"银屑病规范化诊疗中心暨银屑病诊治真实世界大数据采集平台"项目

　　银屑病规范化诊疗中心（以下简称"诊疗中心"）的目标是促进银屑病的规范化治疗，从而提高中国银屑病诊疗水平。诊疗中心将通过以下三大措施实现目标：①普及银屑病的标准化诊疗流程，升级银屑病慢病管理体系；②建立中国银屑病病例数据库用于临床医学研究；③通过疑难病会诊和多维度教学提高中国银屑病诊疗临床医学研究水平。

2.2 项目开展过程及阶段性成果

　　2020 年 10 月 12 日，银屑病规范化诊疗中心项目"全国巡回城市启动会"正式启动，先后在天津、郑州、乌鲁木齐、长沙、广州、沈阳、哈尔滨、兰州、成都、济南、武汉、杭州、福州、苏州、深圳、上海 16 个城市召开（图 2-2），为各地区银屑病临床数据库建设传递交流宝贵经验。截至 11 月 28 日，巡回启动会全部圆满举行，各位同道倾力参与支持，聚全国力量，打造银屑病规范化诊疗体系。

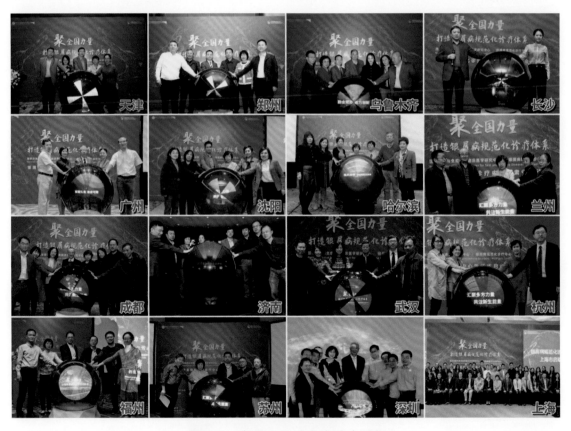

图 2-2　全国巡回城市启动会现场

本项目启动后迅速得到全国各地的积极响应，截至 2021 年 11 月，已有超过 500 家医院参与项目。2020 年 9 月录入银屑病患者数突破 1000 例，2021 年 2 月录入患者数破万例，截至 2021 年 10 月，收录患者数已破 4 万例（图 2-3）。

国家中心下设主任委员，学术委员会及课题管理委员会，共有 30 余位专家参与其中。结合项目情况和银屑病诊疗管理水平，为了做好第一批诊疗中心的核查认证工作，国家中心于 2021 年 1 月成立银屑病规范化诊疗中心执行委员会，共有 16 位专家被任命为执委会成员。执委会成员主要负责提交认证申请单位的线上核查，以及部分单位的线下抽查工作。第一批认证核查申请已于 2021 年 1 月 11 日正式启动，共有 76 家医院递交申请，第一批线下抽查工作也于 2021 年 3 月开始，共有 18 家医院被线下抽查。成功认证的 49 家医院于 2021 年 4 月 17 日被授牌表彰。

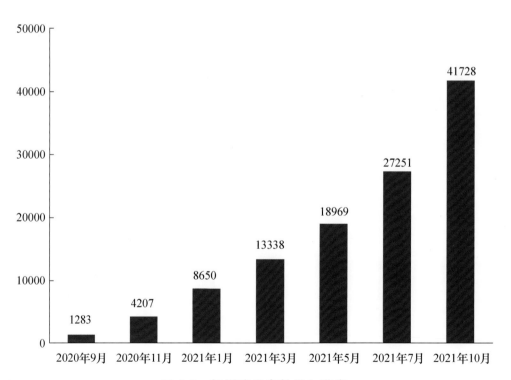

图 2-3　银屑病患者数录入进度

2.3 参与医院及管理办法

　　诊疗中心的认证流程包括申报，建设，认证考核，维持考核。加入项目的医院需具备以下申报条件：①与国家中心签订伦理审查联盟协议；②医院承诺全力支持（签订承诺函）；③三级公立医院（含皮肤专科医院）；④独立的皮肤科门诊；⑤有银屑病规范化诊疗团队；⑥银屑病患者月均门诊量大于 100 人；⑦有生物制剂治疗银屑病使用经验；⑧能够提供数据库传输的网络及硬件设备。符合以上条件的单位可登录项目官网（http：//www.psocenter.cn/），填写并上传相关盖章文件完成申请。

　　申请单位建设合格后需进行中心认证考核，包括中心建设考核及诊疗能力考核两大方面：

- 中心建设考核包含三大核心要素：基本条件与资质、银屑病规范化治疗与管理、培训与教育。①基本条件与资质考核内容包括银屑病规范化诊疗管理团队；医院对诊疗中心的支持；银屑病专病门诊；随访数据的填报与管理。②银屑病规范化治疗与管理考核内容包括：银屑病规范化诊疗内部培训；银屑病规范化诊疗考试。③培训与教育考核内容包括：医院交流及培训；参与国家中心发起的会议活动；银屑病患者及家属的健康教育。

- 诊疗能力考核内容包括：有效管理的使用传统系统治疗的患者数量；有效管理的使用生物制剂治疗的患者数量；银屑病患者 4 周达到 PASI 75 比例；银屑病患者 12 周达到 PASI 90 比例；完整（含证明文件）不良事件报告；疑似关节病型银屑病患者关节 X 线、超声检查率；银屑病患者生活质量评估率；银屑病患者 1 个月、2 个月随访率。

　　认证考核通过后会进行维持考核，对中心的建设情况和诊疗能力情况持续进行关注，周期为每 6 个月一次。

2.4 项目培训及建设经验分享

为指导诊疗中心建设，推动银屑病规范化诊疗落地，以进一步提升银屑病诊疗水平和推动诊疗均质化，本项目通过诊疗中心公众号和会议相结合的方式，开展了丰富多彩的培训活动，对所有申请单位进行项目培训，帮助各参与单位更加系统全面了解项目背景及更好开展数据库录入工作。

2020年7月16日，诊疗中心顺利召开了项目试点医院的第一次中心网络培训会。9月和10月则分别召开了第一批中心建设单位和第二批建设单位共3场培训会。同时还开展了建设经验分享会，全国参与单位就建设过程中的问题进行共同探讨并总结建设经验，通过真实案例分享帮助各单位更快、更高效地开展中心建设工作，至11月30日已顺利召开两期诊疗中心"建设经验分享会"。

2020年12月30日，国家中心正式发文，开启第一批诊疗中心的"线上申请""线上评分"及"线下核查"工作。为了帮助各申请单位做好线上认证申请及线下抽查准备工作，于2021年1月召开了两场认证核查工作线上培训会。

2.5 数据应用办法及前景

本项目秉持科学、共建、共享的原则，在项目框架下，签署伦理审查联盟协议，多中心协作采集银屑病诊治真实世界大数据，并充分利用数据开展临床研究，可为各类研究提供科研数据支持，例如队列研究、病例对照研究、横断面研究、病例系列报道等。依据银屑病规范化诊疗中心管理办法，所有项目参与单位均可按照使用原则获取平台数据开展临床研究。所产生的研究论文和成果将有助于推动银屑病领域科研水平发展，提高我国银屑病学术地位。

银屑病规范化诊疗中心临床大数据采集平台管理目标：①建立银屑病规范化诊疗中心共享数据中心；②实现银屑病规范化诊疗中心临床信息规范性采集；③维护银屑病规范化诊疗中心信息的完整性和真实性；④实现银屑病规范化诊疗中心临床数据对参与单位的共享；⑤提供银屑病循证科研数据支持。

数据平台功能包括：病例数据直报；科研数据支持；科研共享数据管理和监控；科研成果展示。

科研数据支持类型：①观察性研究：在自然状态下对研究对象的特征进行观察、记录，并对结果进行描述和对比分析；②前瞻性队列研究：提供前瞻性数据（即未来数据）查询、下载，研究人员可获得课题所设起止时间内，平台所收集的符合研究条件的病例数据；③回顾性研究：提供回顾性数据（即平台已有数据）查询、下载，研究人员可获得课题所设起止时间内，平台所收集的符合研究条件的病例数据。

科研数据管理及监控原则：①权限管理：管理系统提供基于角色的访问控制机制，可以灵活地定义角色、用户和相应的权限，保证数据访问的安全，只有相关授权的用户，才可以进行对应的管理操作；②数据库存储：系统将自动保存录入数据；③数据监控：系统将对访问用户操作根据权限和操作原则进行监控；④数据隐私保护：共享数据隐去患者姓名、电话、地址、工作单位、身份证号等身份信息，所有访问者均无权查阅；图片需遮盖患者面部可识别特征，如无面部受累则不得暴露面部，如面部受累，则应遮挡眼睛；遮挡身体特殊印记，如文身、胎记等，以保护患者隐私。

科研成果展示原则：平台将公示依据平台数据发表的科研论文；科研论文需说明数据来源并说明相关科研课题。

银屑病规范化诊疗中心将致力于推动银屑病规范化诊疗，提高中国银屑病诊疗水平以及科研成果建设，积极推进项目实施，从而为实现健康中国远景目标做出贡献。

CHAPTER

3

银屑病规范化诊疗中心真实世界临床大数据初步成果展示

- 3.1 中国银屑病人口学特征

- 3.2 中国银屑病患者遗传特征、个人习惯及环境因素

- 3.3 中国银屑病患者疾病特征

- 3.4 中国银屑病患者治疗现状分析

样本数据清理情况

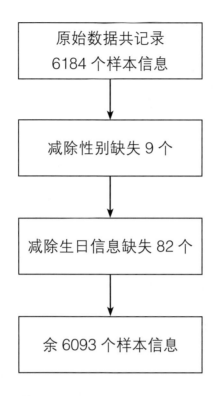

**根据临床现状，对样本数据从年龄和疾病严重程度（PASI 评分）两个维度
进行分析**

- 年龄维度分 5 个年龄段（岁）进行统计：
  1. 0~6 岁
  2. 7~18 岁
  3. 19~44 岁
  4. 45~60 岁
  5. 61 岁及以上
- 疾病严重程度（PASI 评分）维度分三段进行统计：
  1. 轻度（＜3）
  2. 中度（3~＜10）
  3. 重度（≥10）

本章节后续内容为使表格呈现简洁，上述 PASI 分级方法，不再赘述。

3.1 中国银屑病人口学特征

3.1.1 性别、年龄

全部 6093 例银屑病患者中，男性 3936 例，女性 2157 例，年龄最小 1 岁，最大 95 岁。男女患者的年龄分布规律相似。

患者年龄构成方面，最多见于 19～44 岁这个年龄段，其次分别是 45～60 岁、61 岁及以上和 7～18 岁，0～6 岁患者最少。所有男性患者（3936 例）中，19～60 岁 2 个年龄段的患者（2173 例＋1018 例）占比为 81%，所有女性患者（2157 例）中这 2 个年龄段患者（1146 例＋517 例）占比则为 77%，结合后续病程和发病年龄分析，符合"本病青壮年高发"的特征。此外，在各年龄段构成中，0～6 岁和 7～18 岁两个年龄段的女性患者占比较男性低，但相差不到 10%，两者大致相当。而其他三个年龄段，男性患者占比基本都比女性高 30% 左右，考虑到本病长期、慢性的特点，推测在 19 岁前后这个阶段，男性的发病率可能大于女性（表 3-1，图 3-1，图 3-2）。

表 3-1　性别及年龄状态

	0～6 岁	7～18 岁	19～44 岁	45～60 岁	61 岁及以上	总体
男性	17（54.84%）	237（53.26%）	2173（65.47%）	1018（66.32%）	491（64.35%）	3936（64.60%）
女性	14（45.16%）	208（46.74%）	1146（34.53%）	517（33.68%）	272（35.65%）	2157（35.40%）
年龄均数	4.26	13.07	31.79	52.17	68.10	
年龄标准差	1.44	3.34	6.61	4.31	5.98	
年龄中位数	5	13	32	52	67	
年龄四分位 25%～75%	3～5	10～16	27～37	48～56	64～71	
年龄最小值至最大值	1～6	7～18	19～44	45～60	61～95	
该年龄段人数	31	445	3319	1535	763	6093

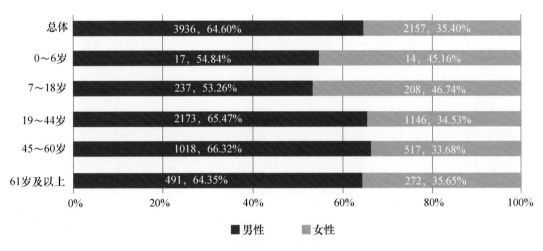

图 3-1 　性别分布

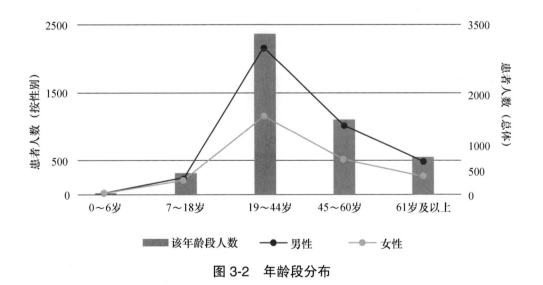

图 3-2 　年龄段分布

3.1.2 体重及 BMI*（身高和体重填报不规范的数据不纳入统计：BMI16～30 kg/m² 判断为正常值；超出范围者为异常值，做剔除处理）

对 19 岁及以上年龄患者进行 BMI 统计分析，整体患者的 BMI 均数为（23.66± 2.92）kg/m²，男性患者的 BMI 均数略高于女性患者［（24.15±2.77）kg/m² vs. （22.77±3.01）kg/m²］（表 3-2）。整体患者的最高 BMI 均数见于 45～60 岁年龄段［（24.22± 2.58）kg/m²］，男性和女性患者的最高 BMI 均数分别见于 45～60 岁年龄段［（24.51±2.49）kg/m²］和 61 岁及以上年龄段［（23.74±3.12）kg/m²］（图 3-3，图 3-4）。

表 3-2　19 岁及以上 BMI（处于 16～30 kg/m² 范围）的状况

	总数			男			女		
均数±标准差	23.66±2.92			24.15±2.77			22.77±3.01		
总人数	4809			3164			1655		
	19～44 岁	45～60 岁	61 岁及以上	19～44 岁	45～60 岁	61 岁及以上	19～44 岁	45～60 岁	61 岁及以上
均数	23.35	24.22	23.77	24.04	24.51	23.78	22.06	23.64	23.74
标准差	3.04	2.58	2.88	2.88	2.49	2.75	2.92	2.66	3.12
最小值至最大值	16～30	16.4～30	16.5～29.8	16.1～30	16.6～30	16.5～29.8	16.0～29.9	16.4～29.7	16.9～29.7
该年龄段人数	2740	1378	691	1788	918	454	952	460	237

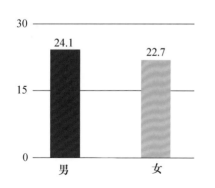

图 3-3　19 岁及以上患者 BMI 状况

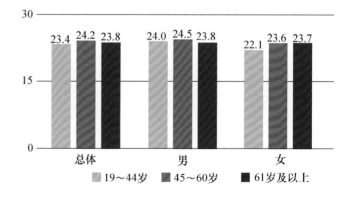

图 3-4　BMI 随年龄段的分布

　* BMI 指体重指数，是国际上常用的衡量人体肥胖程度和是否健康的重要标准。中国成年人 BMI 值在 18.5～23.9 kg/m² 时属于正常范围，小于 18.5 kg/m² 为体重过低，大于等于 24 kg/m² 为超重，大于等于 28 kg/m² 为肥胖

3.1.3 工作状态（职业构成）

对 19 岁及以上年龄患者进行了工作状态分析，19～44 岁年龄段患者超过 70% 拥有全职工作，这一比例在 45～60 岁年龄段下降到 55%，61 岁及以上只有不到 7% 的患者从事全职工作，这与年龄增长后退休人数增加的趋势一致（表 3-3，图 3-5 ）。国家统计局 2019 年年末数据显示[43] 我国城镇人口就业比重为 57.2%、登记失业率为 3.6%，相较而言，本研究中 19～44 岁年龄段失业占比 10% 左右，提示银屑病对患者就业以及劳动寿命可能存在一定程度的影响。

表 3-3　工作状态 / 职业构成（仅 19 岁及以上）

	19～44 岁	45～60 岁	61 岁及以上	总体
全职工作（每周 35 h 以及更长时间）	2330（73.69%）	782（54.84%）	45（6.47%）	3157（59.75%）
兼职或按小时计算	228（7.21%）	124（8.70%）	14（2.01%）	366（6.93%）
失业	316（9.99%）	207（14.52%）	72（10.34%）	595（11.26%）
学生	269（8.51%）	4（0.28%）	0（0.00%）	273（5.17%）
退休	19（0.60%）	309（21.67%）	565（81.18%）	893（16.90%）
该年龄段人数	3162	1426	696	5284

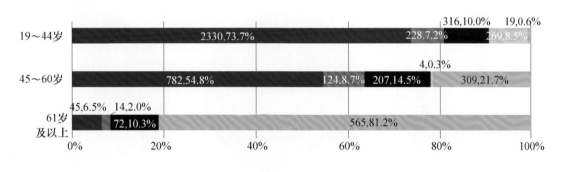

图 3-5　工作状态职业构成（仅 19 岁及以上）

3.1.4 婚姻、学历、医疗保险

在 19 岁及以上年龄患者中，77.6% 已婚；绝大部分（99.4%）有保险 *；初中及以下、高中和本科学历基本各占 1/3（表 3-4 至表 3-6，图 3-6 至图 3-8）。根据国家统计局发布的《中国统计年鉴 2020》[44]，2019 年的抽样调查显示我国人口中本科及以上学历占 6.9%（70224/1016417），提示本大数据平台收录的就诊银屑病患者的受教育程度明显高于平均水平。此外，在填报保险状况的 5168 人中，有保险的患者构成达到 99.4%，可能是：①我国各类保险覆盖已达较高水平；②无保险的患者因为各种客观因素无法到中心覆盖网点就诊。

表 3-4　19 岁及以上患者婚姻状态

婚姻（人数）	5283
未婚 [人数（百分比）]	1182（22.4%）
已婚 [人数（百分比）]	4101（77.6%）

表 3-5　19 岁及以上患者保险状态

保险（人数）	5168
无 [人数（百分比）]	31（0.6%）
有 [人数（百分比）]	5137（99.4%）

表 3-6　19 岁及以上患者受教育程度

受教育程度（人数）	5282
初中及以下 [人数（百分比）]	1665（31.5%）
高中 [人数（百分比）]	1671（31.6%）
本科 [人数（百分比）]	1852（35.1%）
未知 [人数（百分比）]	94（1.8%）

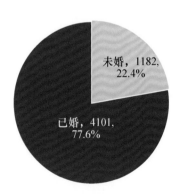

图 3-6　19 岁及以上患者婚姻状态

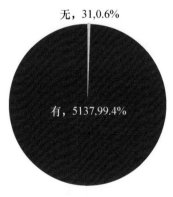

图 3-7　19 岁及以上患者保险状态

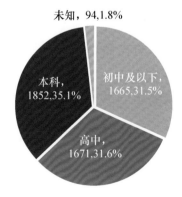

图 3-8　19 岁及以上患者受教育程度

* 此处统计保险种类包括：城镇职工基本医疗保险、城乡居民基本医疗保险、商业保险、除了商业保险以外的补充医疗保险（如企业补充医疗保险、社会互助等）、公费医疗、外地医保、银屑病大病医保、其他

3.1.5 银屑病病程及发病年龄

患者的平均患病年限随年龄段升高而增加，7～18 岁、19～44 岁年龄段患者平均患病年限分别为 1.99 年和 6.93 年，45～60 岁、61 岁及以上 2 个年龄段患者的患病年限均超过 10 年，符合"银屑病慢性、长期、尚无法治愈"的特征（表 3-7）。

表 3-7 银屑病患者患病年限

	0～6 岁	7～18 岁	19～44 岁	45～60 岁	61 岁及以上	总体
平均年限	0.73	1.99	6.93	11.19	14.26	8.52
标准差	1.43	2.91	7.24	11.42	14.98	10.03
中位数	0	1	5	8	10	5
四分位 25%～75%	0～1	0～3	1～10	1～20	2～20	1～12
最小值至最大值	0～5	0～16	0～44	0～51	0～66	0～66
填报人数	26	410	3019	1371	697	5523

所有填报有效发病年龄的患者中，0～44 岁初发占 62.54%（3451/5518），45 岁及以上初发占 37.46%（2067/5518）（表 3-8）。其中 19～44 岁年龄段初发的患者占比最高，占 54.68%（3017/5518，平均发病年龄 24.83 岁）。其次为 45～60 岁初发，占 24.83%（1370/5518，平均发病年龄 40.95 岁）。7～18 岁和 61 岁及以上初发分别占 7.41%（409/5518，平均发病年龄 11.04 岁）和 12.63%（697/5518，平均发病年龄 53.92 岁）。而 0～6 岁初发的患者占比不到 1%（25/5518）。这与本病青壮年高发的特征相吻合。从发病年龄分布看，呈现左偏态分布（图 3-9）：提示起病多在年轻时，以 20～40 岁最多，40 岁之后逐渐下降。虽然发病年龄的构成频次不能代表发病率，但是对好发年龄依然有提示作用。

表 3-8　发病年龄 *

	0～6 岁	7～18 岁	19～44 岁	45～60 岁	61 岁及以上	总体
平均发病年龄	3.72	11.04	24.83	40.95	53.92	31.39
标准差	1.81	3.69	8.49	11.81	16.03	15.87
中位数	4	11	25	43	58	29.00
四分位 25%～75%	3～5	8～14	19～31	33～50	44～65	20～41
最小值至最大值	0～6	1～18	0～44	2～60	0～95	0～95
填报人数	25	409	3017	1370	697	5518

* 去除了不合理数据 5 名（均为病程年限大于年龄，即发病年龄为负数的样本）

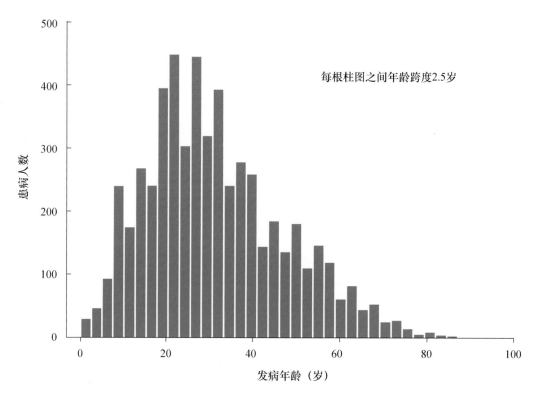

图 3-9　银屑病患者发病年龄

3.2 中国银屑病患者遗传特征、个人习惯及环境因素

3.2.1 家族史（遗传特征）

　　填报家族史的 5539 例银屑病患者中，16.05% 有明确的家族史，其中 60 岁及以下和 61 岁及以上的患者中有明确家族史的分别为 16.90% 和 10.17%（表 3-9，图 3-10），这个比例低于西方国家报道的 30% 以上的患者有家族史[45]，也低于 2010 年一项涉及我国六省市近 2 万人的调查（发表于《中国皮肤性病学杂志》）中提到的 28.43%[46]。一方面，《中国皮肤性病学杂志》发表的调查中，银屑病患者仅 102 人，样本量较小，可能无法准确地反映银屑病患者的家族史情况；另一方面，由于我国从 1970 年代中期开始实行计划生育，家族成员尤其亲属明显减少，一定程度上会造成银屑病家族史偏低的假象。无论如何，在银屑病相关的卫生宣教和临床工作中，家族史应该作为发病的一个危险因素得到相应的重视。

表 3-9　银屑病患者家族史

	60 岁及以下		61 岁及以上		总体	
有家族史（人数和构成比）	818	16.90%	71	10.17%	889	16.05%
无家族史（人数和构成比）	3541	73.15%	558	79.94%	4099	74.00%
不知道家族史状况（人数和构成比）	482	9.96%	69	9.89%	551	9.95%
家族史填报人数	4841		698		5539	

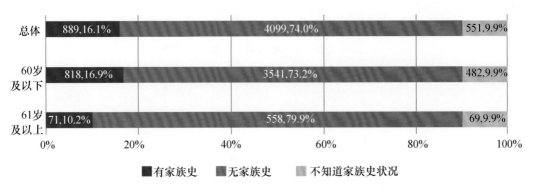

图 3-10　银屑病患者家族史

3.2.2 吸烟（个人习惯，19 岁及以上人群）

在 19 岁及以上患者中，不吸烟（含戒烟）的人数，与吸烟人数之比约为 7：3。吸烟人群中，男性远远多于女性：男性患者的吸烟人数占比达 42.28%；而女性患者的吸烟人数占比为 4.72%（表 3-10，图 3-11），这与一项针对我国吸烟人群横跨十年的流行病学调查报告显示的数据接近[47]。虽然吸烟与银屑病发病的关系尚不明确，世界卫生组织 2016 年出版的全球银屑病报告仍明确提出戒烟是预防银屑病加重和复发的必要措施[48]。

表 3-10 银屑病患者吸烟状态 * 构成

	男	女	总体	男：女
不吸烟	1586（46.14%）	1729（93.81%）	3315（62.78%）	0.92
戒烟	398（11.58%）	27（1.47%）	425（8.05%）	14.74
目前吸烟	1453（42.28%）	87（4.72%）	1540（29.17%）	16.70
填报人数	3437	1843	5280	1.86

* 吸烟的定义：一生中吸烟总量超过 100 支定义为吸烟，少于 100 支归为从不吸烟

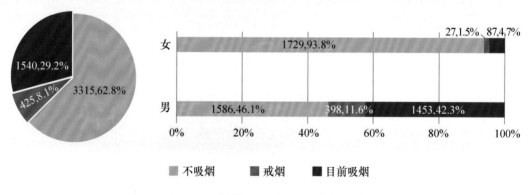

图 3-11 银屑病患者吸烟状态构成

3.2.3 银屑病加重季节（环境因素）

从发病季节看，单季节发病约占全部患者的 1/3，换季发病的患者也占到约 35%（2022/5740）。若仅考虑单季节发病的患者，绝大多数（72.84%）是在冬季发病（表 3-11，图 3-12 至图 3-14）。换季或冬季，气温和湿度的特点比较明显，提示冷热变换、干燥气候都可能诱发或加重银屑病。

表 3-11　银屑病患者加重季节分析

	0～6 岁	7～18 岁	19～44 岁	45～60 岁	61 岁及以上	总体
加重季节						
单季节加重	10（34.48%）	159（36.81%）	1168（36.97%）	550（38.60%）	256（36.83%）	2143（37.33%）
非单季节加重	19（65.52%）	273（63.19%）	1991（63.03%）	875（61.40%）	439（63.17%）	3597（62.67%）
填报总人数	29	432	3159	1425	695	5740
单季节加重患者分析						
春季	2（20.00%）	10（6.29%）	52（4.45%）	41（7.45%）	21（8.20%）	126（5.88%）
夏季	0（0.00%）	18（11.32%）	102（8.73%）	39（7.09%）	17（6.64%）	176（8.21%）
秋季	4（40.00%）	20（12.58%）	157（13.44%）	65（11.82%）	34（13.28%）	280（13.07%）
冬季	4（40.00%）	111（69.81%）	857（73.37%）	405（73.64%）	184（71.88%）	1561（72.84%）
单季节加重填报人数	10	159	1168	550	256	2143
非单季节加重患者分析						
两季	4（21.05%）	52（19.05%）	655（32.90%）	300（34.29%）	122（27.79%）	1133（31.50%）
三季	0（0.00%）	2（0.73%）	51（2.56%）	25（2.86%）	5（1.14%）	83（2.31%）
全年	0（0.00%）	1（0.37%）	28（1.41%）	7（0.80%）	2（0.46%）	38（1.06%）
换季	14（73.68%）	201（73.63%）	1069（53.69%）	467（53.37%）	271（61.73%）	2022（56.21%）
无规律	1（5.26%）	17（6.23%）	188（9.44%）	76（8.69%）	39（8.88%）	321（8.92%）
非单季节加重填报人数	19	273	1991	875	439	3597

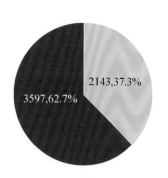

图 3-12　疾病加重季节 因素分析

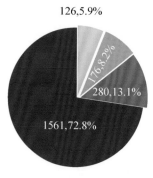

图 3-13　单季节加重 患者分析

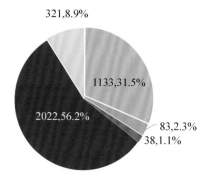

图 3-14　非单季节加重 患者分析

3.3 中国银屑病患者疾病特征

3.3.1 本次发病后就诊时间特征分析

　　填报本次发病到就诊时间的全部 5736 例患者的数据分析发现，发病后即刻就诊的患者很少，发病 1、2、3、4 周内前来就诊的患者分别仅占 4%～8%。全部患者中，仅有少数患者（5.86%）在 1 周内就诊，绝大多数患者（75.23%）在发病 4 周以上方来就诊（表 3-12，图 3-15）。

　　19 岁及以上年龄的患者，发病 4 周以上就诊的比例均在 75% 以上（即 4 周内就诊比例低于 25%），提示大部分成年患者初发时可能病情对日常生活影响不大。但是，结合后续生活质量调查结果（3.3.3.3 章节），这个年龄段的患者又认为银屑病会更多地影响生活质量，却在初发时不能积极就诊，更能说明大众对本病的危害认识不清或重视度不够，抑或是治疗结果不甚满意影响就诊的积极性。

　　与 19 岁及以上年龄段不同，0～18 岁的 2 个年龄段患者初发到就诊超过 4 周的比例均低于 70%（即 4 周内就诊比例高于 30%），可能和家长对未成年患者的健康关注度高有一定关系。然而，特别需要指出的是，即便是 0～6 岁年龄段的婴幼儿和儿童，家长带孩子来就诊的时间，也有超过 2/3（68.97%）是在 4 周以上。

　　由此可见，患者和患儿家长，对银屑病缺乏认知，重视程度还远远不足，未能做到及早诊断、及早开始规范化治疗，医务工作者需要加大对银屑病的科普宣传，提高大众尤其是患者对本病的认识。

表 3-12　本次发病至就诊时间

	0～6 岁	7～18 岁	19～44 岁	45～60 岁	61 岁及以上	总体
1 周内	0	34（7.87%）	193（6.11%）	79（5.56%）	30（4.32%）	336（5.86%）
2 周内	3（10.34%）	43（9.95%）	238（7.54%）	107（7.52%）	44（6.33%）	435（7.58%）
3 周内	4（13.79%）	31（7.18%）	134（4.24%）	49（3.45%）	30（4.32%）	248（4.32%）
4 周内	2（6.90%）	32（7.41%）	214（6.78%）	102（7.17%）	52（7.48%）	402（7.01%）
4 周以上	20（68.97%）	292（67.59%）	2379（75.33%）	1085（76.30%）	539（77.5%）	4315（75.23%）
填报人数	29	432	3158	1422	695	5736

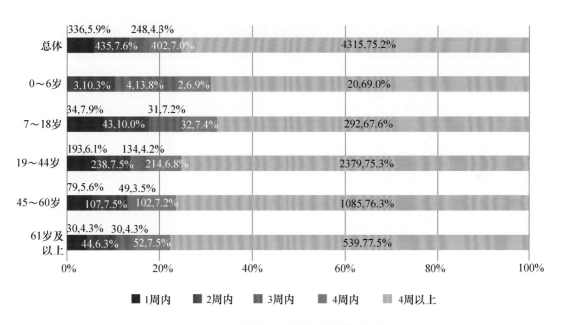

图 3-15　本次发病至就诊时间特征分析

3.3.2 主要患病类型

银屑病常见 4 种临床分型：寻常型（斑块或点滴型皮损为主），红皮病型，脓疱型（局限性或泛发性）和关节病型，其中大多数为斑块型。在总共填报的 5472 例患者以及各年龄段患者中，本次就诊时的基线银屑病分型为单一分型的均超过 90%，占整体患者的绝大多数（表 3-13）。其中多重临床分型占比最高为 45～60 岁年龄段（8.07%），最低为 7～18 岁年龄段（4.16%），40 岁以上的患者多重分型出现的概率高于青少年患者，提示随着病程延长，银屑病临床表现可能逐步从单一分型向多重分型进展。

表 3-13 银屑病分型

	0～6 岁	7～18 岁	19～44 岁	45～60 岁	61 岁及以上	总体
单一分型	25（92.59%）	392（95.84%）	2799（93.42%）	1242（91.93%）	643（93.32%）	5101（93.22%）
多重分型	2（7.41%）	17（4.16%）	197（6.58%）	109（8.07%）	46（6.68%）	371（6.78%）
填报人数	27	409	2996	1351	689	5472

从具体的临床分型来看，所有 5472 例患者中，临床表现以寻常型（斑块为主）占比最高（78.22%），其次是寻常型（点滴为主），占比 18.70%；关节病型（3.69%）、脓疱型（局限性加泛发性，3.51%）和红皮病型（2.96%）发生率都比较低，红皮病型出现比例最低，符合"绝大部分银屑病患者的临床分型都是寻常型（斑块为主）"这一特点（表 3-14，图 3-16）。

斑块为主寻常型银屑病占比随年龄增长而提高，7 岁以上各年龄段都是斑块为主寻常型（68.5%～83.2%）占比远高于点滴为主寻常型；0～6 岁年龄段患者则以点滴为主寻常型银屑病为主（66.7%），斑块为主寻常型只占 1/3（33.3%）；7～18 岁和 19～44 岁 2 个年龄段的患者出现点滴为主寻常型银屑病的比例分别为 30.6% 和 20.9%，45 岁及以上的患者点滴为主寻常型占比降到 15% 以内，提示点滴为主寻常型银屑病更多见于早发病例，尤以青少年为主。

关节病型银屑病未出现在 0～18 岁年龄段，45～60 岁出现比例最高（5.4%），19～44 岁和 61 岁及以上 2 个年龄段关节病型银屑病的占比相当（3.6% vs. 3.2%），提示关节病型银屑病在中年患者中发生率最高，可能与这个年龄阶段的免疫状态、关节开始出现退行性改变从而增加关节被累及的概率有关，也可能与病程长短有关。

0～6 岁年龄段泛发性脓疱型和局限性脓疱型患者各只有 1 例，临床意义无法判定。值得注意的是，7～18 岁年龄段出现脓疱型皮损的 21 例患者中，17 例为泛发性（4.2%）、局限性只有 4 例（1.0%）；19～44 岁年龄段的脓疱型银屑病患者中泛发性和局限性比例相当（1.1% *vs.* 1.2%）；45～60 岁和 61 岁及以上 2 个年龄段的脓疱型患者则是局限性占比高于泛发性。考虑到脓疱型银屑病病例数较少，泛发性与局限性两种分型的发生规律是否有年龄偏好尚无法推断。

红皮病型银屑病是临床上较严重的分型，0～18 岁年龄段没有出现红皮病型，随年龄增长，红皮病型出现比例似呈升高趋势，但因病例数过少，尚无法下结论。

表 3-14　银屑病具体分型——年龄

	0～6 岁		7～18 岁		19～44 岁		45～60 岁		61 岁及以上		总体	
	N	R	N	R	N	R	N	R	N	R	N	R
关节病型	0	0.0%	0	0.0%	107	3.6%	73	5.4%	22	3.2%	202	3.69%
红皮病型	0	0.0%	0	0.0%	59	2.0%	65	4.8%	38	5.5%	162	2.96%
泛发性脓疱型	1	3.7%	17	4.2%	34	1.1%	21	1.6%	10	1.5%	83	1.52%
局限性脓疱型	1	3.7%	4	1.0%	37	1.2%	52	3.8%	15	2.2%	109	1.99%
寻常型（斑块为主）	9	33.3%	280	68.5%	2337	78.0%	1081	80.0%	573	83.2%	4280	78.22%
寻常型（点滴为主）	18	66.7%	125	30.6%	627	20.9%	175	13.0%	78	11.3%	1023	18.70%
填报人数	27		409		2996		1351		689		5472	

N＝选填人数　R＝选填率

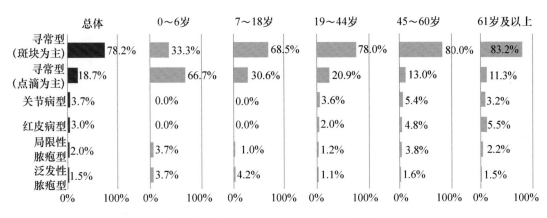

图 3-16　银屑病具体分型——年龄

银屑病皮损面积与严重性指数（psoriasis area and severity index，PASI）评分是临床上最常用的银屑病严重程度分级标准，PASI 评分的数值范围为 0~72，72 为最严重的评分，PASI 评分 < 3，3~< 10 分，≥ 10 分别对应轻、中、重度病情。在填报 PASI 评分的 5352 例患者中，轻、中、重度患者分别占 25.0%（1337/5352）、38.1%（2041/5352）、36.9%（1974/5352），即 75% 的患者为中重度（表 3-15）。

从临床分型来看，轻、中、重度患者中寻常型（斑块为主）银屑病均占 75% 以上，其次为寻常型（点滴为主），占比为 14%~22%（图 3-17）。此外，轻、中、重度患者中，疾病严重程度越重，红皮病型、泛发性脓疱型以及关节病型的录入病例数越多。

表 3-15 银屑病具体分型——疾病严重程度（PASI 评分）

	轻度		中度		重度		总体	
	N	R	N	R	N	R	N	R
关节病型	47	3.52%	65	3.18%	83	4.20%	195	3.64%
红皮病型	8	0.60%	6	0.29%	144	7.29%	158	2.95%
泛发性脓疱型	5	0.37%	10	0.49%	63	3.19%	78	1.46%
局限性脓疱型	44	3.29%	36	1.76%	29	1.47%	109	2.04%
寻常型（斑块为主）	1005	75.17%	1610	78.88%	1552	78.62%	4167	77.86%
寻常型（点滴为主）	285	21.32%	442	21.66%	275	13.93%	1002	18.72%
PASI 评分填报人数	1337		2041		1974		5352	

N =选填人数　R =选填率

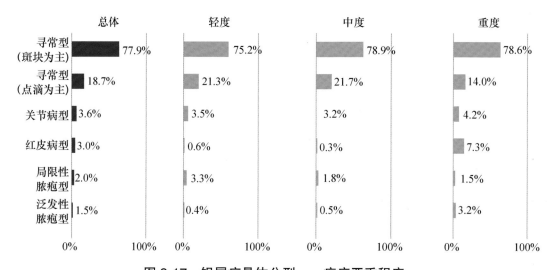

图 3-17 银屑病具体分型——疾病严重程度

3.3.3 疾病严重程度

3.3.3.1 PASI 评分

　　本数据平台收录的 6093 例样本中，填报 PASI 评分的患者有 5352 例，填报率达 87.84%。从各年龄段 PASI 评分来看，PASI 评分均值随年龄增大逐渐升高，0～44 岁的 3 个年龄段的 PASI 评分均值介于 7.92～9.48，45～60 岁年龄段 PASI 评分均值超过了 12，61 岁及以上年龄段的 PASI 评分均值最高，达 13.14（表 3-16）。整体而言，中重度患者的占比达 75%，5 个年龄段的中重度患者比例也随年龄增长而升高（图 3-18），提示病情随年龄增加有加重趋势，即年龄越大，病程越长，PASI 评分越高，病情越严重。再次说明本病迁延不愈，长期患病的特点。

表 3-16　PASI 评分

	0～6 岁	7～18 岁	19～44 岁	45～60 岁	61 岁及以上	总体
是否填报 PASI 评分						
是	26（83.87%）	402（90.34%）	2932（88.34%）	1321（86.06%）	671（87.94%）	5352（87.84%）
否	5（16.13%）	43（9.66%）	387（11.66%）	214（13.94%）	92（12.06%）	741（12.16%）
该年龄段总人数	31	445	3319	1535	763	6093
疾病严重度分类（PASI 评分）						
轻度（＜3 分）	9（34.62%）	121（30.10%）	841（28.68%）	259（19.61%）	107（15.95%）	1337（24.98%）
中度（3～＜10 分）	12（46.15%）	172（42.79%）	1113（37.96%）	497（37.62%）	247（36.81%）	2041（38.14%）
重度（≥ 10 分）	5（19.23%）	109（27.11%）	978（33.36%）	565（42.77%）	317（47.24%）	1974（36.88%）
填报人数	26	402	2932	1321	671	5352
PASI 评分情况（PASI 评分单位为分值）						
均值	7.92	8.34	9.48	12.18	13.14	
标准差	9.50	9.72	10.43	12.18	12.60	
中位数	5.00	5.30	5.80	8.10	9.20	
四分位 25%～75%	2.33～8.18	2.62～10.20	2.40～12.60	3.40～16.20	4.00～18.60	
最小值至最大值	0.90～43.20	0.00～72.00	0.00～72.00	0.00～70.80	0.00～72.00	

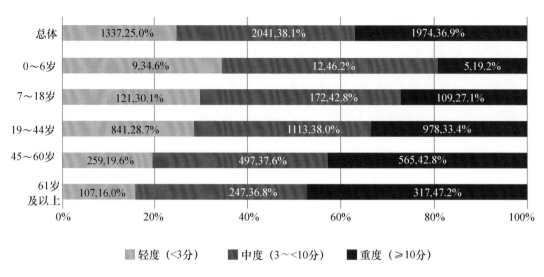

图 3-18 疾病严重程度分类——PASI 评分

3.3.3.2 BSA 评分

皮损占体表面积（body surface area，BSA）评分是判断银屑病严重程度的一个常用而简便的分级标准，BSA 评分小于 3% 为轻度，达到 3% 但小于 10% 为中度，达到及超过 10% 为重度。本数据库 BSA 评分填报率达 88.25%，在填报 BSA 评分的 5377 例患者中，轻、中、重度患者分别占 23.05%、25.00% 和 52.32%，比较 BSA 评分和 PASI 评分发现，BSA 评分标准下重度患者占比高于 PASI 评分标准，而中度患者占比少于 PASI 评分标准，但两种评分系统下的中重度合计占比都是 75% 左右，提示临床上考虑处理方案时，中重度银屑病患者采用相同的治疗策略，确有合理性（表 3-17，图 3-19）。且 PASI 和 BSA 评分均应重视。

表 3-17　BSA 评分

	0～6 岁	7～18 岁	19～44 岁	45～60 岁	61 岁及以上	总体
是否填报 BSA 评分						
是	26（83.87%）	403（90.56%）	2944（88.70%）	1333（86.84%）	671（87.94%）	5377（88.25%）
否	5（16.13%）	42（9.44%）	375（11.34%）	202（13.23%）	92（12.06%）	716（11.79%）
该年龄段总人数	31	445	3319	1535	763	6093
疾病严重度分类（BSA 评分）						
轻度（＜3%）	12（46.15%）	106（26.30%）	773（26.26%）	252（18.90%）	92（13.71%）	1235（23.05%）
中度（3%～＜10%）	5（19.23%）	109（27.05%）	769（26.12%）	311（23.33%）	145（21.61%）	1339（25.00%）
重度（≥10%）	9（34.62%）	188（46.65%）	1402（47.62%）	770（57.76%）	434（64.68%）	2803（52.32%）
填报人数	26	403	2944	1333	671	5377
BSA 评分情况（BSA 评分单位为 %）						
均值	12.73	16.84	18.18	23.86	26.66	
标准差	17.99	21.76	22.63	25.78	26.66	
中位数	3.00	8.00	8.00	12.00	15.00	
四分位 25%～75%	1.25～17.25	2.00～20.00	2.00～26.00	4.00～40.00	5.00～40.00	
最小值至最大值	0.50～60.00	0.00～100.00	0.00～100.00	0.00～100.00	0.00～100.00	

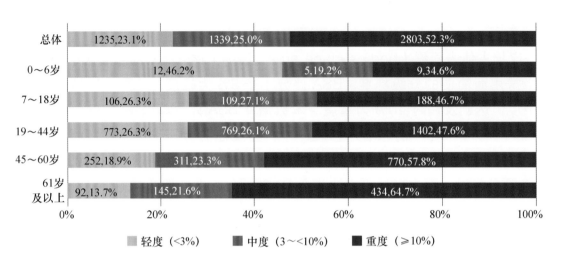

图 3-19　疾病严重度分类——BSA 评分

3.3.3.3 DLQI 评分

临床上皮肤科医生常用皮肤病生活质量指数（dermatology life quality index, DLQI）评分对于疾病对患者的生活质量的影响进行量化评估。DLQI 评分最低为 0，最高可达 30，＜ 6 分、6～＜ 10 分、10 分及以上分别代表本病对生活质量产生了轻度、中度、重度影响。在填报 DLQI 评分的 5730 例患者中，轻、中、重度影响分别占 41.01%、22.34% 和 36.65%，PASI 评分、BSA 评分和 DLQI 评分的轻中重度趋势一致吻合度较高，提示疾病的严重程度直接影响生活质量（表 3-18）。

表 3-18　DLQI 评分

	0～6 岁	7～18 岁	19～44 岁	45～60 岁	61 岁及以上	总体
是否填报 DLQI 评分						
是	29（93.55%）	432（97.08%）	3154（95.03%）	1420（92.51%）	695（91.09%）	5730（94.04%）
否	2（6.45%）	13（2.92%）	165（4.97%）	115（7.49%）	68（8.91%）	363（5.96%）
该年龄段总人数	31	445	3319	1535	763	6093
疾病严重度分类（DLQI 评分）						
轻度（＜6 分）	17（58.62%）	232（53.70%）	1214（38.49%）	579（40.77%）	308（44.32%）	2350（41.01%）
中度（6～＜10 分）	6（20.69%）	89（20.60%）	729（23.11%）	294（20.70%）	162（23.31%）	1280（22.34%）
重度（≥ 10 分）	6（20.69%）	111（25.69%）	1211（38.40%）	547（38.52%）	225（32.37%）	2100（36.65%）
填报人数	29	432	3154	1420	695	5730
DLQI 评分情况（DLQI 评分单位为分值）						
均值	6.00	6.22	8.80	8.42	7.53	
标准差	6.85	5.63	6.95	6.65	6.03	
中位数	3.00	4.00	8.00	8.00	7.00	
四分位 25%～75%	1.00～9.00	1.00～10.00	3.00～13.00	3.00～12.00	2.00～11.00	
最小值至最大值	0.00～25.00	0.00～25.00	0.00～30.00	0.00～30.00	0.00～30.00	

从各年龄段来看，19～44 岁和 45～60 岁这 2 个年龄段 DLQI 重度占比最高（近 40%），其次为 61 岁及以上（32.37%），18 岁及以下患者的 DLQI 重度占比都在 30% 以下（图 3-20），这可能和 19～60 岁年龄段是社会主要劳动力构成，每天面对的生活和工作压力较大有关，因而对于本病对生活质量的影响感受更加深刻，然而本书 3.3.1 针对银屑病本次发病后就诊时间特征分析显示，发病后 4 周内就诊的不多，提示患者对疾病的认知和重视程度还不足。同时，对于儿童而言，DLQI 评分较难实现客观准确，也是一个重要原因。

此外，DLQI 为患者自评分数，患者对自身中重度的评价比例（约 59%）低于由医生主导的 PASI 和 BSA 评分（约 75%），一方面可能是中国患者对皮肤症状的耐受度较高，另一方面提示患者可能对自身病情严重程度存在低估，未来有必要开发更贴近中国人文化和心理特征的调查量表。

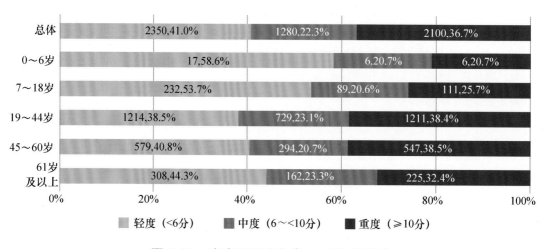

图 3-20　疾病严重度分类——DLQI 评分

3.3.4 皮损部位分布

在填报皮损累及部位的 5739 例患者中，超过 85% 的患者表现为多重部位皮损，0～18 岁年龄段该比例略低于其他 3 个年龄段（81%～83% *vs.* 84%～87%），符合"青少年患者病情较轻"的特征（表 3-19，图 3-21，图 3-22）。皮损发生部位按占比由高到低依次为下肢、头皮、上肢、背部、胸部、手、足、面部、颈部、生殖器部位，符合"本病皮损多发于头皮、躯干和四肢而面部、生殖器部位少见"的特征（图 3-24）。0～6 岁年龄段患者头皮累及占比明显低于其他 4 个年龄段，而面部累及占比高于其他年龄段，症状表现更直观，这可能也是儿童银屑病患者发病后就诊时间早于成人的原因之一。手和足部累及占比有明显的随年龄增长而升高的趋势，可能是疾病慢性化的特征。

有 PASI 评分的 5352 例患者中，多重部位累及占比与疾病严重程度呈正相关，随着疾病程度加重，有多重部位皮损表现的患者比例升高。重度患者中，皮损部位累及占比由高到低依次为下肢、背部、上肢、头皮、胸部、手、足、面部、颈部、生殖器部位。而轻症患者皮损累及部位多见于头皮、下肢和上肢；胸部、背部、手、足累及尤其是胸部、背部累及明显低于中重度患者（表 3-20，图 3-23，图 3-25）。

表 3-19　皮损部位分布——年龄

	0～6 岁		7～18 岁		19～44 岁		45～60 岁		61 岁及以上		总体	
单一部位皮损	5（17.24%）		82（18.98%）		492（15.58%）		189（13.26%）		92（13.22%）		860（14.99%）	
多重部位皮损	24（82.76%）		350（81.02%）		2665（84.42%）		1236（86.74%）		604（86.78%）		4879（85.01%）	
	N	R	N	R	N	R	N	R	N	R	N	R
头皮	12	41.38%	297	68.75%	2131	67.50%	880	61.75%	420	60.34%	3740	65.17%
面部	10	34.48%	123	28.47%	826	26.16%	278	19.51%	142	20.40%	1379	24.03%
颈部	4	13.79%	90	20.83%	531	16.82%	272	19.09%	161	23.13%	1058	18.44%
胸部	14	48.28%	223	51.62%	1355	42.92%	721	50.60%	380	54.60%	2693	46.92%
背部	18	62.07%	253	58.56%	1831	58.00%	914	64.14%	463	66.52%	3479	60.62%
上肢	22	75.86%	270	62.50%	1927	61.04%	952	66.81%	484	69.54%	3655	63.69%
下肢	20	68.97%	303	70.14%	2263	71.68%	1163	81.61%	575	82.61%	4324	75.34%
手	8	27.59%	92	21.30%	933	29.55%	539	37.82%	301	43.25%	1873	32.64%
足	4	13.79%	73	16.90%	713	22.58%	441	30.95%	232	33.33%	1463	25.49%
生殖器部位	5	17.24%	58	13.43%	444	14.06%	197	13.82%	80	11.49%	784	13.66%
填报人数	29		432		3157		1425		696		5739	

N ＝选填人数　R ＝选填率

表 3-20　皮损部位分布——疾病严重程度（PASI 评分）

	轻度		中度		重度		总体	
单一部位皮损	499（37.89%）		204（10.12%）		86（4.48%）		789（14.74%）	
多重部位皮损	818（62.11%）		1811（89.88%）		1832（95.52%）		4461（83.35%）	
	N	R	N	R	N	R	N	R
头皮	791	59.16%	1256	61.54%	1344	68.09%	3391	63.36%
面部	181	13.54%	421	20.63%	643	32.57%	1245	23.26%
颈部	83	6.21%	273	13.38%	600	30.40%	956	17.86%
胸部	251	18.77%	901	44.15%	1322	66.97%	2474	46.23%
背部	371	27.75%	1222	59.87%	1574	79.74%	3167	59.17%
上肢	468	35.00%	1312	64.28%	1565	79.28%	3345	62.50%
下肢	589	44.05%	1590	77.90%	1775	89.92%	3954	73.88%
手	245	18.32%	565	27.68%	871	44.12%	1681	31.41%
足	164	12.27%	406	19.89%	738	37.39%	1308	24.44%
生殖器部位	130	9.72%	204	10.00%	352	17.83%	686	12.82%
PASI 评分填报人数	1337		2041		1974		5352	

N＝选填人数　R＝选填率

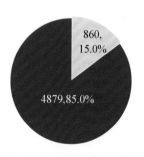

图 3-21　总体皮损分布

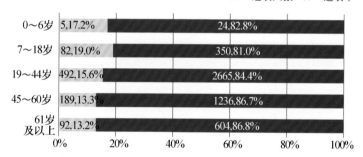

图 3-22　皮损分布——年龄

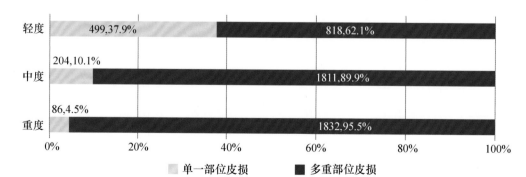

图 3-23　皮损分布——疾病严重程度

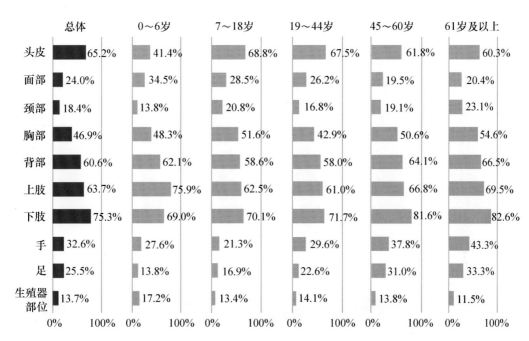

图 3-24 皮损部位分布——年龄

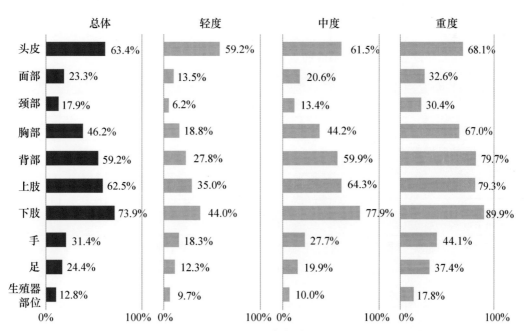

图 3-25 皮损部位分布——疾病严重程度（PASI 评分）

3.3.5 特殊类型银屑病特征分析：关节

关节相关症状是银屑病患者临床上常见的皮肤外表现之一。本项调查中，有过一处或多处关节肿痛史、指／趾甲凹陷、足后跟疼痛、指／趾关节肿胀疼痛史的总体患者比例分别为 15.84%、26.24%、10.78%、11.38%（表 3-21）。如果按照年龄分组或者疾病严重程度进行分析，出现以上症状的患者比例基本都有随年龄增长而升高的趋势，也有随疾病程度加重而升高的趋势（尤以指／趾甲凹陷表现明显）（表 3-22），提示这些关节症状与本病长期慢性、逐渐进展的特征相符合。这 4 种症状在 19～44 岁年龄段出现的构成占比明显高于 18 岁以下，之后从45 岁起平缓升高，进入 61 岁后略有缓解。

表 3-21　关节症状——年龄

	0～6 岁		7～18 岁		19～44 岁		45～60 岁		61 岁及以上		总体	
	N	R	N	R	N	R	N	R	N	R	N	R
您是否曾经感到身上任何关节有肿痛？												
是	2	6.90%	25	5.85%	436	14.16%	291	20.97%	135	19.62%	889	15.84%
否	27	93.10%	402	94.15%	2643	85.84%	1097	79.03%	553	80.38%	4722	84.16%
该年龄段填报人数	29		427		3079		1388		688		5611	
您的手指或脚趾甲是否有出现凹陷或凹点？												
是	2	6.90%	40	9.35%	812	26.45%	426	30.78%	189	27.47%	1469	26.24%
否	27	93.10%	388	90.65%	2258	73.55%	958	69.22%	499	72.53%	4130	73.76%
该年龄段填报人数	29		428		3070		1384		688		5599	
您曾有经历过足后跟疼痛吗？												
是	0	0.00%	18	4.22%	314	10.25%	187	13.65%	82	11.97%	601	10.78%
否	29	100.00%	409	95.78%	2748	89.75%	1183	86.35%	603	88.03%	4972	89.22%
该年龄段填报人数	29		427		3062		1370		685		5573	
您任一手指或脚趾关节是否曾出现过不明原因引起的整个关节肿胀疼痛												
是	1	3.57%	10	2.35%	320	10.43%	219	15.85%	86	12.55%	636	11.38%
否	27	96.43%	415	97.65%	2749	89.57%	1163	84.15%	599	87.45%	4953	88.62%
该年龄段填报人数	28		425		3069		1382		685		5589	

N＝选填人数　R＝选填率

表 3-22　关节症状——疾病严重程度（PASI 评分）

	轻度		中度		重度		总体	
	N	R	N	R	N	R	N	R
您是否曾经感到身上任何关节有肿痛？								
是	177	13.24%	275	13.47%	343	17.38%	795	14.85%
否	1128	84.37%	1708	83.68%	1519	76.95%	4355	81.37%
填报人数	1305	97.61%	1983	97.16%	1862	94.33%	5150	96.23%
您的手指或脚趾甲是否有出现凹陷或凹点？								
是	242	18.10%	420	20.58%	643	32.57%	1305	24.38%
否	1060	79.28%	1560	76.43%	1215	61.55%	3835	71.66%
填报人数	1302	97.38%	1980	97.01%	1858	94.12%	5140	96.04%
您曾有经历过足后跟疼痛吗？								
是	117	8.75%	168	8.23%	245	12.41%	530	9.90%
否	1180	88.26%	1807	88.54%	1600	81.05%	4587	85.71%
填报人数	1297	97.01%	1975	96.77%	1845	93.47%	5117	95.61%
您任一手指或脚趾关节是否曾出现过不明原因引起的整个关节肿胀疼痛？								
是	131	9.80%	182	8.92%	236	11.96%	549	10.26%
否	1169	87.43%	1795	87.95%	1617	81.91%	4581	85.59%
填报人数	1300	97.23%	1977	96.86%	1853	93.87%	4355	81.37%

N＝选填人数　R＝选填率

3.3.6 银屑病相关伴随疾病

在填报伴随疾病信息的 5419 例患者中，接近 17% 的患者有伴发疾病（共病），并且随年龄增长或疾病程度加重，有共病的患者比例有升高的趋势（表3-23，表 3-24，图 3-26 至图 3-28）。最为常见的几种伴随疾病按占比由高到低依次为心血管疾病（7.9%）、糖尿病（3.9%）及肝病（1.8%）。过敏性疾病、胃肠道疾病、风湿和免疫性疾病、肺部疾病、恶性肿瘤、肾病、精神疾病较少，发生占比均不到 1%，因病例数较少，其与疾病的发生和严重程度关联尚不明确。伴随疾病除了影响患者的预后，也给银屑病的治疗带来挑战。

表 3-23　银屑病共病情况——年龄

患者是否有确诊的共病	0～6 岁		7～18 岁		19～44 岁		45～60 岁		61 岁及以上		总体	
有	1（3.70%）		12（2.96%）		303（10.24%）		328（24.44%）		266（38.89%）		910（16.79%）	
无	24（88.89%）		363（89.41%）		2450（82.77%）		913（68.03%）		366（53.51%）		4116（75.95）	
不清楚	2（7.41%）		31（7.64%）		207（6.99%）		101（7.53%）		52（7.60%）		393（7.25%）	
	N	R	N	R	N	R	N	R	N	R	N	R
心血管疾病	0	0.0%	2	0.5%	73	2.5%	169	12.6%	182	26.6%	426	7.9%
糖尿病	0	0.0%	1	0.2%	41	1.4%	84	6.3%	88	12.9%	214	3.9%
肺部疾病	0	0.0%	0	0.0%	6	0.2%	6	0.4%	20	2.9%	32	0.6%
肝病	0	0.0%	0	0.0%	49	1.7%	30	2.2%	17	2.5%	96	1.8%
胃肠道疾病	0	0.0%	0	0.0%	18	0.6%	11	0.8%	12	1.8%	41	0.8%
风湿和免疫性疾病	0	0.0%	0	0.0%	18	0.6%	15	1.1%	8	1.2%	41	0.8%
精神疾病	0	0.0%	0	0.0%	10	0.3%	7	0.5%	1	0.1%	18	0.3%
神经疾病及眼耳鼻喉疾病	0	0.0%	0	0.0%	6	0.2%	9	0.7%	4	0.6%	19	0.4%
恶性肿瘤	0	0.0%	0	0.0%	2	0.1%	10	0.7%	13	1.9%	25	0.5%
肾病	0	0.0%	0	0.0%	11	0.4%	11	0.8%	8	1.2%	30	0.6%
过敏性疾病	0	0.0%	3	0.7%	33	1.1%	10	0.7%	5	0.7%	51	0.9%
其他疾病	1	3.7%	6	1.5%	77	2.6%	41	3.1%	18	2.6%	143	2.6%
患者填报人数	27		406		2960		1342		684		5419	

N＝选填人数　R＝选填率

表 3-24 银屑病共病情况——疾病严重程度

患者是否有确诊的共病	轻度		中度		重度		总体	
有	166（12.42%）		290（14.21%）		426（21.58%）		882（16.48%）	
无	1069（79.96%）		1587（77.76%）		1386（70.21%）		4042（75.52%）	
不清楚	95（7.11%）		149（7.30%）		141（7.14%）		385（7.19%）	
PASI 评分填报人数	1330（99.48%）		2026（99.27%）		1953（98.94%）		5309（99.20%）	
	N	R	N	R	N	R	N	R
心血管疾病	69	5.16%	135	6.61%	222	11.25%	426	7.96%
糖尿病	28	2.09%	65	3.18%	121	6.13%	214	4.00%
肺部疾病	4	0.30%	8	0.39%	20	1.01%	32	0.60%
肝病	14	1.05%	32	1.57%	50	2.53%	96	1.79%
胃肠道疾病	10	0.75%	12	0.59%	19	0.96%	41	0.77%
风湿和免疫性疾病	7	0.52%	13	0.64%	21	1.06%	41	0.77%
精神疾病	5	0.37%	5	0.24%	8	0.41%	18	0.34%
神经疾病及眼耳鼻喉疾病	5	0.37%	7	0.34%	7	0.35%	19	0.36%
恶性肿瘤	4	0.30%	4	0.20%	17	0.86%	25	0.47%
肾病	5	0.37%	8	0.39%	17	0.86%	30	0.56%
过敏性疾病	19	1.42%	16	0.78%	16	0.81%	51	0.95%
其他疾病	34	2.54%	46	2.25%	63	3.19%	143	2.67%
参与 PASI 评分人数	1337		2041		1974		5352	

N＝选填人数　R＝选填率

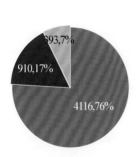

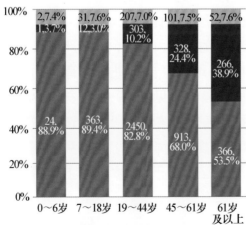

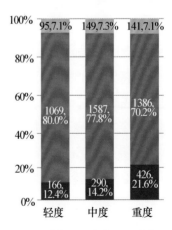

图 3-26　总体人群共病情况

图 3-27　银屑病共病情况——年龄

图 3-28　银屑病共病情况——疾病严重程度

3.3.7 银屑病对患者生活质量影响调查问卷结果分析

在银屑病对生活质量产生影响的十项调查中，按照患者评估影响程度严重和极严重合并来看，皮肤出现痒痛症状、因为皮肤问题感到尴尬或沮丧都占到了30%左右；其次是感觉给社交带来较大困扰的占25%；其他七项患者感到有较大影响的占20%左右或不到15%（与配偶和亲属的关系、性生活的影响、给日常生活带来不便），说明本病带来的皮肤不适、心理压力和对社交的影响是患者生活质量下降的最重要因素（表3-25，图3-29至图3-38）。

超过85%的患者感受到轻微至极严重的皮肤发痒或疼痛，其中严重和极严重痒痛占到34.29%，并且严重和极严重痒痛感占比随年龄增长而升高。

将近74%的银屑病患者因为皮肤问题而感到轻微至极严重的"尴尬""沮丧""难过"，其中严重和极严重的比例占到31.87%。成年患者（19岁及以上）感觉到这种心理压力的程度高于未成年患者，尤其是19～44岁和45～60岁这2个年龄段，到了61岁及以上，这种情绪影响的严重程度略有减轻。这与患者的社会活跃状态和情绪感知敏感度密切相关。

超过60%的患者认为银屑病影响了自己的社交、外出活动或娱乐，其中有严重和极严重影响的占25.53%。有趣的是，极严重影响在成年患者（19～61岁及以上）中的占比随年龄增长而下降，最高见于19～44岁年龄段（7.88%），这可能跟现代社会年轻人的生活方式和对社交的依赖程度有关。

将近60%的患者填报疾病给自己的日常生活带来了不便或者影响了自己逛街买东西、打理家务，其中严重和极严重占比在成年患者中较高。有57%的患者填报会因为皮肤不适而选择不同或特殊的衣服、鞋子，其中严重和极严重影响占22.32%。

将近53%的患者认为疾病影响了自己进行体育运动，其中严重和极严重影响约占20%，极严重影响的最高占比见于19～44岁年龄段（6.05%），几乎是其他2个成年患者年龄段组的2倍，与该年龄段的人运动最频繁有一定关系。

将近40%的成年患者认为疾病对自己的性生活造成了影响，其中对19～60岁的2个年龄段患者影响严重程度高于61岁及以上年龄段组，这与该年龄段的性活跃程度相关。

将近46%的患者认为疾病影响了自己与配偶、好朋友和亲属的关系，其中严重和极严重影响占比为13.69%。

约32%的患者认为疾病给自己上学或工作带来了影响，其中严重和极严重影响占比达19%，该比例在60岁以下的4个年龄段没有显著区别，61岁及以上年龄段明显下降。提示银屑病对青壮年患者的日常学习和工作的影响不容忽视。结合患者评估疾病对上学或工作的影响，以及失业在这个年龄段的占比，更应该重视银屑病对于劳动寿命的负面影响。

根据疾病严重程度（PASI 评分）对上述十项调查结果进行分析，发现疾病对生理状态、心理状态、行为、生活方式的影响程度基本都和疾病严重程度成正相关，可见如果银屑病未得到有效管理或管理不佳，病情加重给患者带来的疾病负担和身心影响将十分沉重（表 3-26）。

表 3-25　疾病对患者生活质量影响——年龄

年龄组 （填报人数）	0～6 岁 （29）	7～18 岁 （432）	19～44 岁 （3160）	45～60 岁 （1425）	61 岁及以上 （696）	总体 （5742）
您是否有皮肤"发痒"或"疼痛"的感觉？						
无	8（27.59%）	78（18.06%）	473（14.97%）	195（13.68%）	76（10.92%）	830（14.45%）
轻微	16（55.17%）	223（51.62%）	1687（53.39%）	693（48.63%）	324（46.55%）	2943（51.25%）
严重	4（13.79%）	119（27.55%）	844（26.71%）	463（32.49%）	246（35.34%）	1676（29.19%）
极严重	1（3.45%）	12（2.78%）	156（4.94%）	74（5.19%）	50（7.18%）	293（5.10%）
本题选填人数	29	432	3160	1425	696	5742
您是否因为皮肤问题而感到"尴尬""沮丧""难过"？						
无	16（55.17%）	163（37.73%）	748（23.69%）	383（26.90%）	217（31.18%）	1527（26.61%）
轻微	10（34.48%）	172（39.81%）	1346（42.62%）	563（39.54%）	292（41.95%）	2383（41.52%）
严重	2（6.90%）	85（19.68%）	809（25.62%）	406（28.51%）	162（23.28%）	1464（25.51%）
极严重	1（3.45%）	12（2.78%）	255（8.07%）	72（5.06%）	25（3.59%）	365（6.36%）
本题选填人数	29	432	3158	1424	696	5739
您的皮肤问题是否影响您逛街买东西、打理家务？						
无	18（62.07%）	246（56.94%）	1242（39.32%）	590（41.43%）	298（42.82%）	2394（41.71%）
轻微	7（24.14%）	130（30.09%）	1156（36.59%）	502（35.25%）	266（38.22%）	2061（35.91%）
严重	4（13.79%）	48（11.11%）	574（18.17%）	279（19.59%）	111（15.95%）	1016（17.70%）
极严重	0（0.00%）	8（1.85%）	187（5.92%）	53（3.72%）	21（3.02%）	269（4.69%）
本题选填人数	29	432	3159	1424	696	5740
您是否因为皮肤不适而选择不同或特殊的衣服、鞋子？						
无	19（65.52%）	244（56.48%）	1294（40.96%）	603（42.38%）	323（46.41%）	2483（43.27%）
轻微	5（17.24%）	123（28.47%）	1105（34.98%）	494（34.72%）	248（35.63%）	1975（34.41%）
严重	5（17.24%）	53（12.27%）	588（18.61%）	284（19.96%）	106（15.23%）	1036（18.05%）
极严重	0（0.00%）	12（2.78%）	172（5.44%）	42（2.95%）	19（2.73%）	245（4.27%）
本题选填人数	29	432	3159	1423	696	5739

续表

年龄组 （填报人数）	0～6岁 （29）	7～18岁 （432）	19～44岁 （3160）	45～60岁 （1425）	61岁及以上 （696）	总体 （5742）
您的皮肤问题是否影响您的社交、外出活动或娱乐？						
无	15（51.72%）	226（52.31%）	1087（34.41%）	539（37.88%）	290（41.67%）	2157（37.58%）
轻微	9（31.03%）	139（32.18%）	1195（37.83%）	506（35.56%）	268（38.51%）	2117（36.89%）
严重	5（17.24%）	55（12.73%）	628（19.88%）	313（22.00%）	111（15.95%）	1112（19.38%）
极严重	0（0.00%）	12（2.78%）	249（7.88%）	65（4.57%）	27（3.88%）	353（6.15%）
本题选填人数	29	432	3159	1423	696	5739
您是否因为皮肤问题而影响进行体育运动？						
无	15（51.72%）	246（56.94%）	1442（45.65%）	636（44.69%）	338（48.56%）	2677（46.65%）
轻微	10（34.48%）	121（28.01%）	1043（33.02%）	484（34.01%）	233（33.48%）	1891（32.95%）
严重	3（10.34%）	58（13.43%）	483（15.29%）	256（17.99%）	99（14.22%）	899（15.66%）
极严重	1（3.45%）	7（1.62%）	191（6.05%）	47（3.30%）	26（3.74%）	272（4.74%）
本题选填人数	29	432	3159	1423	696	5739
您的皮肤问题在您上学或工作方面造成的影响有多大？						
无	20（68.97%）	280（64.81%）	2070（65.61%）	979（68.90%）	574（82.59%）	3923（68.44%）
轻微	3（10.34%）	62（14.35%）	419（13.28%）	161（11.33%）	48（6.91%）	693（12.09%）
严重	5（17.24%）	73（16.90%）	470（14.90%）	221（15.55%）	64（9.21%）	833（14.53%）
极严重	1（3.45%）	17（3.94%）	196（6.21%）	60（4.22%）	9（1.29%）	283（4.94%）
本题选填人数	29	432	3155	1421	695	5732
您的皮肤问题是否影响您与配偶、好朋友和亲属之间的关系？						
无	17（58.62%）	294（68.06%）	1638（51.84%）	764（53.73%）	402（57.84%）	3115（54.29%）
轻微	7（24.14%）	108（25.00%）	1043（33.01%）	462（32.49%）	217（31.22%）	1837（32.01%）
严重	4（13.79%）	24（5.56%）	338（10.70%）	161（11.32%）	66（9.50%）	593（10.33%）
极严重	1（3.45%）	6（1.39%）	141（4.46%）	35（2.46%）	10（1.44%）	193（3.36%）
本题选填人数	29	432	3160	1422	695	5738
您的皮肤问题是否影响性生活？						
无			1896（60.04%）	842（59.21%）	467（67.29%）	3205（60.77%）
轻微			870（27.55%）	397（27.92%）	169（24.35%）	1436（27.23%）
严重			270（8.55%）	146（10.27%）	49（7.06%）	465（8.82%）
极严重			122（3.86%）	37（2.60%）	9（1.30%）	168（3.19%）
本题选填人数			3158	1422	694	5274
您的皮肤问题是否造成日常生活上的不便？						
无	18（62.07%）	245（56.71%）	1169（37.02%）	559（39.31%）	288（41.44%）	2279（39.73%）
轻微	6（20.69%）	130（30.09%）	1260（39.90%）	542（38.12%）	272（39.14%）	2210（38.53%）
严重	4（13.79%）	48（11.11%）	545（17.26%）	271（19.06%）	109（15.68%）	977（17.03%）
极严重	1（3.45%）	9（2.08%）	184（5.83%）	50（3.52%）	26（3.74%）	270（4.71%）
本题选填人数	29	432	3158	1422	695	5736

表 3-26　疾病对患者生活质量影响——疾病严重程度

疾病严重程度分组情况	轻度	中度	重度	总体
您是否有皮肤"发痒"或"疼痛"的感觉？				
无	314（23.82%）	249（12.36%）	184（9.59%）	747（14.23%）
轻微	738（55.99%）	1128（55.98%）	855（44.58%）	2721（51.82%）
严重	244（18.51%）	555（27.54%）	729（38.01%）	1528（29.10%）
极严重	22（1.67%）	83（4.12%）	150（7.82%）	255（4.86%）
总人数	1318	2015	1918	5251
您是否因为皮肤问题而感到"尴尬""沮丧""难过"？				
无	503（38.19%）	532（26.40%）	375（19.55%）	1410（26.86%）
轻微	555（42.14%）	892（44.27%）	736（38.37%）	2183（41.58%）
严重	215（16.32%）	477（23.67%）	643（33.52%）	1335（25.43%）
极严重	44（3.34%）	114（5.66%）	164（8.55%）	322（6.13%）
总人数	1317	2015	1918	5250
您的皮肤问题是否影响您逛街买东西、打理家务？				
无	751（57.02%）	887（44.02%）	566（29.51%）	2204（41.98%）
轻微	409（31.06%）	746（37.02%）	738（38.48%）	1893（36.06%）
严重	128（9.72%）	308（15.29%）	484（25.23%）	920（17.52%）
极严重	29（2.20%）	74（3.67%）	130（6.78%）	233（4.44%）
总人数	1317	2015	1918	5250
您是否因为皮肤不适而选择不同或特殊的衣服、鞋子？				
无	793（60.21%）	905（44.94%）	592（30.87%）	2290（43.63%）
轻微	378（28.70%）	709（35.20%）	726（37.85%）	1813（34.54%）
严重	121（9.19%）	331（16.43%）	481（25.08%）	933（17.77%）
极严重	25（1.90%）	69（3.43%）	119（6.20%）	213（4.06%）
总人数	1317	2014	1918	5249
您的皮肤问题是否影响您的社交、外出活动或娱乐？				
无	718（54.52%）	798（39.60%）	483（25.20%）	1999（38.08%）
轻微	425（32.27%）	773（38.36%）	736（38.39%）	1934（36.85%）
严重	137（10.40%）	346（17.17%）	524（27.33%）	1007（19.18%）
极严重	37（2.81%）	98（4.00%）	174（0.08%）	309（5.89%）
总人数	1317	2015	1917	5249

续表

疾病严重程度分组情况	轻度	中度	重度	总体
您是否因为皮肤问题而影响进行体育运动?				
无	831（63.10%）	987（48.98%）	648（33.80%）	2466（46.98%）
轻微	365（27.71%）	667（33.10%）	691（36.05%）	1723（32.83%）
严重	96（7.29%）	287（14.24%）	438（22.85%）	821（15.64%）
极严重	25（1.90%）	74（3.67%）	140（7.30%）	239（4.55%）
总人数	1317	2015	1917	5249
您的皮肤问题在您上学或工作方面造成的影响有多大?				
无	1058（80.33%）	1470（73.03%）	1105（57.70%）	3633（69.27%）
轻微	136（10.33%）	225（11.18%）	257（13.42%）	618（11.78%）
严重	99（7.52%）	247（12.27%）	400（20.89%）	746（14.22%）
极严重	24（1.82%）	71（3.53%）	153（7.99%）	248（4.73%）
总人数	1317	2013	1915	5245
您的皮肤问题是否影响您与配偶、好朋友和亲属之间的关系?				
无	894（67.88%）	1137（56.43%）	827（43.14%）	2858（54.45%）
轻微	345（26.20%）	639（31.71%）	709（36.98%）	1693（32.25%）
严重	57（4.33%）	192（9.53%）	282（14.71%）	531（10.12%）
极严重	21（1.59%）	47（2.33%）	99（5.16%）	167（3.18%）
总人数	1317	2015	1917	5249
您的皮肤问题是否影响性生活（仅限 19 岁以上人群）?				
无	1007（76.46%）	1288（63.98%）	1020（53.24%）	3315（63.19%）
轻微	246（18.68%）	539（26.78%）	577（30.11%）	1362（25.96%）
严重	50（3.80%）	139（6.91%）	239（12.47%）	428（8.16%）
极严重	14（1.06%）	47（2.33%）	80（4.18%）	141（2.69%）
总人数	1317	2013	1916	5246
您的皮肤问题是否造成日常生活上的不便?				
无	892（75.15%）	1131（61.84%）	924（51.25%）	2947（61.15%）
轻微	235（19.80%）	518（28.32%）	568（31.50%）	1321（27.41%）
严重	46（3.88%）	134（7.33%）	231（12.81%）	411（8.53%）
极严重	14（1.18%）	46（2.52%）	80（4.44%）	140（2.91%）
总人数	1187	1829	1803	4819

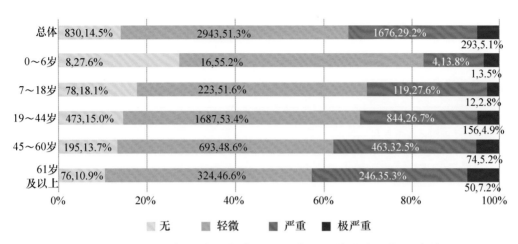

图 3-29 "您是否有皮肤'发痒'或'疼痛'的感觉？"调查结果

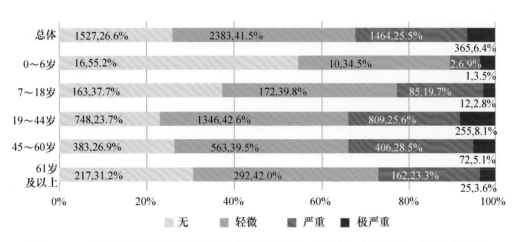

图 3-30 "您是否因为皮肤问题而感到'尴尬''沮丧''难过'？"调查结果

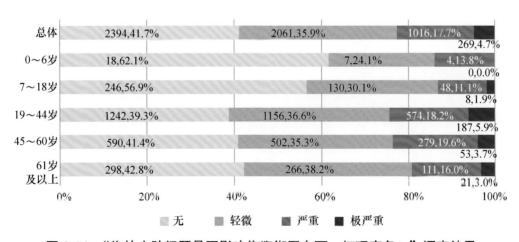

图 3-31 "您的皮肤问题是否影响您逛街买东西、打理家务？"调查结果

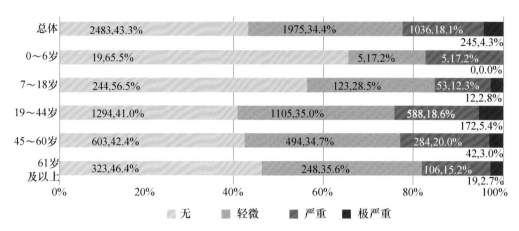

图 3-32 "您是否因为皮肤不适而选择不同或特殊的衣服、鞋子？"调查结果

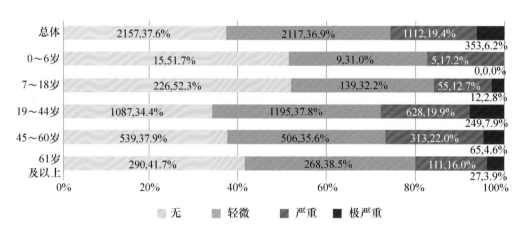

图 3-33 "您的皮肤问题是否影响您的社交、外出活动或娱乐？"调查结果

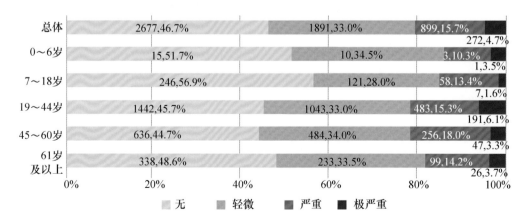

图 3-34 "您是否因为皮肤问题而影响进行体育运动？"调查结果

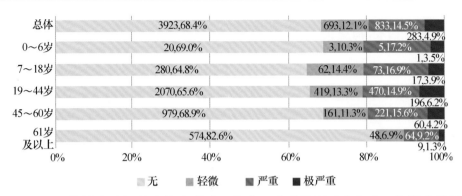

图 3-35 "您的皮肤问题在您上学或工作方面造成的影响有多大？"调查结果

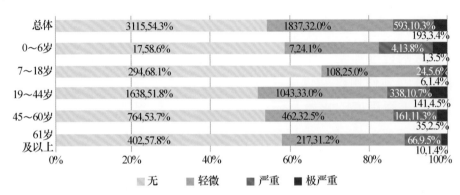

图 3-36 "您的皮肤问题是否影响您与配偶、好朋友和亲属之间的关系？"调查结果

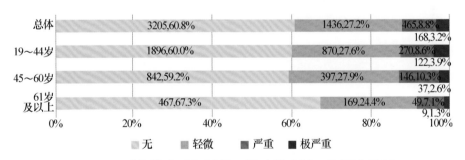

图 3-37 "您的皮肤问题是否影响性生活？"调查结果

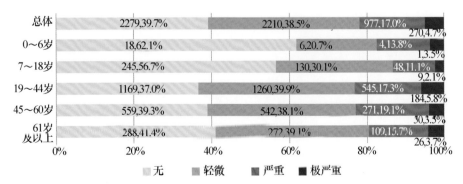

图 3-38 "您的皮肤问题是否造成日常生活上的不便？"调查结果

3.3.8 患者治疗目标调查问卷结果分析

对治疗目标调查问卷有回应的 5741 例患者中，绝大多数患者（88.29%）最迫切的治疗需求是快速修复皮肤，其次是降低治疗费用（45.31%），明显减少瘙痒（43.55%），减少就医次数或缩短治疗时间（40.48%），减少药物副作用（37.50%）（表 3-27，图 3-39）。

无论哪个年龄阶段，快速清除皮损都是治疗目标中排名第一位的。成年患者（19 岁及以上）对于降低治疗费用的诉求（45%～50%）高于青少年患者（28%～31%），提示银屑病给社会主要劳动力构成人群带来了经济负担，应及早进行管理。根据 3.3.7 银屑病对患者生活质量影响调查问卷分析结果，瘙痒症状随年龄增长影响程度加剧，所以患者对于治疗的需求度也会随之加大。值得注意的是，减少药物副作用这一诉求在 0～6 岁患者中最高，充分反映患儿家长对于治疗安全性的重视程度。此外，19～44 岁和 45～60 岁这 2 个年龄段的患者对正常参与社会活动或工作这一诉求高于 61 岁以上患者和青少年患者，也是和患者的社会活跃度密切相关。

随着疾病严重程度加剧，对上述治疗目标有诉求的患者比例也增高，充分反映患者饱受疾病的困扰，希望通过有效、方便、性价比高且安全的治疗尽快减轻症状，改善心理状态以及恢复正常生活等（表 3-28，图 3-40）。这也是银屑病综合管理希望达成的目标。

表 3-27 患者治疗目标——年龄

	0～6岁		7～18岁		19～44岁		45～60岁		61岁及以上		总体
	N	R	N	R	N	R	N	R	N	R	N（R）
快速修复皮肤（清除皮损）	24	82.76%	387	89.58%	2823	89.36%	1230	86.32%	605	86.93%	5069（88.29%）
减少社会歧视	7	24.14%	109	25.23%	917	29.03%	381	26.74%	176	25.29%	1590（27.70%）
改善心理状态	9	31.03%	127	29.40%	1157	36.63%	500	35.09%	227	32.61%	2020（35.19%）
降低治疗费用	8	27.59%	133	30.79%	1406	44.51%	705	49.47%	349	50.14%	2601（45.31%）
缓解疼痛或烧灼感	6	20.69%	88	20.37%	711	22.51%	389	27.30%	221	31.75%	1415（24.65%）
减少就医次数或缩短治疗时间	10	34.48%	157	36.34%	1269	40.17%	588	41.26%	300	43.10%	2324（40.48%）
明显减少瘙痒	9	31.03%	165	38.19%	1286	40.71%	670	47.02%	370	53.16%	2500（43.55%）
正常参与社会活动或工作	7	24.14%	123	28.47%	1061	33.59%	424	29.75%	168	24.14%	1783（31.06%）
减少药物副作用	15	51.72%	136	31.48%	1188	37.61%	553	38.81%	261	37.50%	2153（37.50%）
填报人数	29		432		3159		1425		696		5741

N＝选填人数 R＝选填率

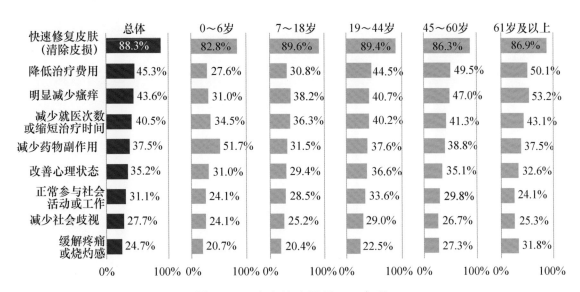

图 3-39 患者治疗目标——年龄

表 3-28　患者治疗目标——疾病严重程度

	轻度		中度		重度		总体
	N	R	N	R	N	R	
快速修复皮肤（清除皮损）	1147	85.79%	1790	87.70%	1704	86.32%	4641（86.72%）
减少社会歧视	260	19.45%	559	27.39%	633	32.07%	1452（27.13%）
改善心理状态	346	25.88%	652	31.95%	833	42.20%	1831（34.21%）
降低治疗费用	478	35.75%	858	42.04%	1022	51.77%	2358（44.06%）
缓解疼痛或烧灼感	229	17.13%	440	21.56%	618	31.31%	1287（24.05%）
减少就医次数或缩短治疗时间	459	34.33%	783	38.36%	878	44.48%	2120（39.61%）
明显减少瘙痒	481	35.98%	874	42.82%	930	47.11%	2285（42.69%）
正常参与社会活动或工作	309	23.11%	554	27.14%	716	36.27%	1579（29.50%）
减少药物副作用	403	30.14%	704	34.49%	831	42.10%	1938（36.21%）
填报人数	1337		2041		1974		5352

N＝选填人数　R＝选填率

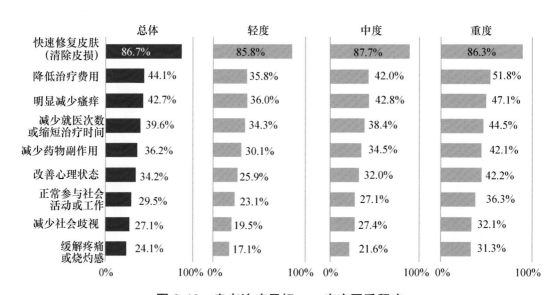

图 3-40　患者治疗目标——疾病严重程度

3.4 中国银屑病患者治疗现状分析

3.4.1 2020 年中国银屑病患者既往治疗方案统计分析

对数据平台收录患者在 2020 年的治疗情况进行分析，发现接受过局部治疗、系统药物（非生物制剂）治疗及光疗、生物制剂治疗的比例分别是 73.56%、48.00%、7.10%（表 3-29，图 3-41）。其中局部治疗在各年龄段比例非常接近；系统药物（非生物制剂）治疗和光疗除了在 0～6 岁组占比最低（30.77%），其他 4 个年龄段接近（45%～50%）；生物制剂治疗比例在 19～60 岁 2 个年龄段达 8% 左右最高，而在 7～18 岁和 61 岁及以上年龄段为 3% 左右，0～6 岁没有患者用过生物制剂治疗，可能是因为 19～60 岁 2 个年龄段的青壮年患者有更好的支付能力，同时主动寻求积极治疗的比例更高，多数生物制剂在 18 岁以下银屑病患者适应证尚未获批，因此不能广泛应用。

表 3-29　既往治疗方案——年龄

	0～6 岁	7～18 岁	19～44 岁	45～60 岁	61 岁及以上	总体
患者既往是否接受过局部治疗？						
是	19（73.08%）	259（63.64%）	2176（73.51%）	1006（75.47%）	519（75.99%）	3979（73.56%）
否	7（26.92%）	148（36.36%）	784（26.49%）	327（24.53%）	164（24.01%）	1430（26.44%）
总人数	26	407	2960	1333	683	5409
患者既往是否接受过系统药物（非生物制剂）治疗及光疗？						
是	8（30.77%）	192（47.17%）	1415（47.84%）	668（50.11%）	312（45.75%）	2595（48.00%）
否	18（69.23%）	215（52.83%）	1543（52.16%）	665（49.89%）	370（54.25%）	2811（52.00%）
总人数	26	407	2958	1333	682	5406
患者既往是否接受过生物制剂治疗？						
是	0（0.00%）	11（2.70%）	243（8.21%）	109（8.18%）	21（3.08%）	384（7.10%）
否	26（100.00%）	396（97.30%）	2716（91.79%）	1223（91.82%）	661（96.92%）	5022（92.90%）
总人数	26	407	2959	1332	682	5406

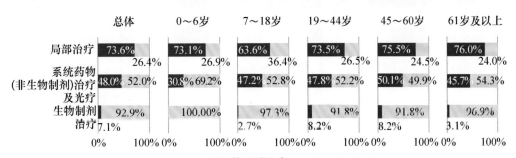

图 3-41　既往治疗方案——年龄

从病程来看，病程小于5年的患者接受过局部治疗（63.39%）、系统药物（非生物制剂）治疗及光疗（36.60%）、生物制剂治疗（3.16%）的比例均低于5～10年以下、10年及以上病程的患者，后两种较长病程的患者接受三类治疗的比例则很接近（表3-30，图3-42）。一方面，病程短往往病情较轻，另一方面，病程较长的患者可能更留意和更主动寻求积极治疗。在病程小于5年的患者中，包含新发患者，这类人群既往没有经历过任何治疗的比例最高。从构成比上无论哪种病程分级，局部治疗的占比都是最高的。

表3-30　既往治疗方案——病程

	小于5年	5～10年以下	10年及以上	总体
患者既往是否接受过局部治疗？				
是	1605（63.39%）	716（81.92%）	1620（82.74%）	3941（73.47%）
否	927（36.61%）	158（18.08%）	338（17.26%）	1423（26.53%）
总人数	2532	874	1958	5364
患者既往是否接受过系统药物（非生物制剂）治疗及光疗？				
是	926（36.60%）	472（54.07%）	1170（59.75%）	2568（47.90%）
否	1604（63.40%）	401（45.93%）	788（40.25%）	2793（52.10%）
总人数	2530	873	1958	5361
患者既往是否接受过生物制剂治疗？				
是	80（3.16%）	79（9.05%）	224（11.45%）	383（7.14%）
否	2451（96.84%）	794（90.95%）	1733（88.55%）	4978（92.86%）
总人数	2531	873	1957	5361

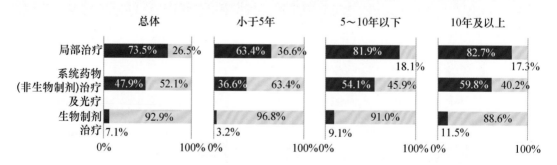

图3-42　既往治疗方案——病程

根据 PASI 评分划分的轻、中、重度患者接受局部治疗以及系统药物（非生物制剂）治疗及光疗的占比均随病情加重而升高。令人惊讶的是，接受生物制剂治疗的患者在轻症患者中占比最高（12.67%），明显高于中（4.6%）、重（5.77%）度患者，可能的原因是患者既往接受过生物制剂治疗后，疾病程度减轻，在本次录入数据库时基线水平可能是经过治疗后的水平，已经改善为轻度（表 3-31，图 3-43）。随着更多初治患者的数据录入，轻症患者比例可能会有下降趋势。

表 3-31　既往治疗方案——疾病严重程度

	轻度	中度	重度	总体
患者既往是否接受过局部治疗？				
是	891（67.09%）	1486（73.46%）	1515（77.97%）	3892（73.52%）
否	437（32.91%）	537（26.54%）	428（22.03%）	1402（26.48%）
总人数	1328	2023	1943	5294
患者既往是否接受过系统药物（非生物制剂）治疗及光疗？				
是	481（36.27%）	926（45.80%）	1132（58.26%）	2539（47.99%）
否	845（63.73%）	1096（54.20%）	811（41.74%）	2752（52.01%）
总人数	1326	2022	1943	5291
患者既往是否接受过生物制剂治疗？				
是	168（12.67%）*	93（4.60%）	112（5.77%）	373（7.05%）
否	1158（87.33%）	1930（95.40%）	1830（94.23%）	4918（92.95%）
总人数	1326	2023	1942	5291

* 可能的原因是既往接受过生物制剂后，疾病程度减轻，在本次录入数据库时基线水平是经治后的水平，已经改善为轻度

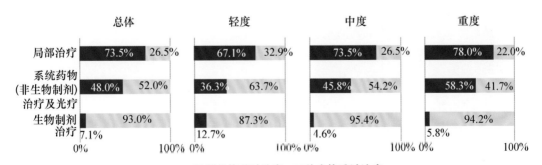

图 3-43　既往治疗方案——疾病严重程度

3.4.1.1 既往局部治疗情况

局部治疗方案中，使用最多的是糖皮质激素（66.90%），其次是维生素 D3 衍生物及复方制剂（45.39%）、其他药物（28.22%）、外用中药（14.85%）、维 A 酸类（7.82%）、钙调磷酸酶抑制剂（4.95%）和本维莫德（0.4%）（表 3-32，图 3-44）。

激素使用在 7～18 岁年龄段略低（52.12%），其他各年龄段情况相似。维生素 D3 衍生物及复方制剂成年患者使用占比高于未成年患者。维 A 酸类在 7～18 岁年龄段使用占比（3.09%）明显低于成年患者，可能是考虑到低龄患者对药物副作用的耐受度。0～6 岁患者仅使用过糖皮质激素、维生素 D3 衍生物及复方制剂、外用中药等，也应该是出于安全性的考虑。

几种常见外用药物中，糖皮质激素、维生素 D3 衍生物及复方制剂、钙调磷酸酶抑制剂的使用占比和病情严重程度（PASI 评分）关联性不明显，但维 A 酸类使用占比随病情严重程度加剧而提高，可能是由于该药物副作用较其他三种外用药更明显（如明显的局部刺激、脱屑以及系统应用会引起肝肾损害和生殖系统畸形等），在病情较重时才予以考虑，临床上的这一做法和患者的治疗目标中对安全性的重视也是吻合的（表 3-33，图 3-45）。

表 3-32　局部治疗方案——年龄

	0～6 岁		7～18 岁		19～44 岁		45～60 岁		61 岁及以上		总体
	N	R	N	R	N	R	N	R	N	R	
糖皮质激素	14	73.68%	135	52.12%	1458	67.00%	689	68.49%	366	70.52%	2662（66.90%）
维生素 D3 衍生物及复方制剂	7	36.84%	88	33.98%	1069	49.13%	434	43.14%	208	40.08%	1806（45.39%）
维 A 酸类	0	0.00%	8	3.09%	177	8.13%	85	8.45%	41	7.90%	311（7.82%）
本维莫德 *	0	0.00%	0	0.00%	9	0.41%	5	0.50%	2	0.39%	16（0.40%）
钙调磷酸酶抑制剂	0	0.00%	15	5.79%	127	5.84%	40	3.98%	15	2.89%	197（4.95%）
外用中药	2	10.53%	28	10.81%	306	14.06%	176	17.50%	79	15.22%	591（14.85%）
其他	4	21.05%	56	21.62%	596	27.39%	308	30.62%	159	30.64%	1123（28.22%）
填报人数	19		259		2176		1006		519		3979

* 本维莫德上市时间为 2019 年　　　　　　　　　　　　　　　　　　N＝选填人数　R＝选填率

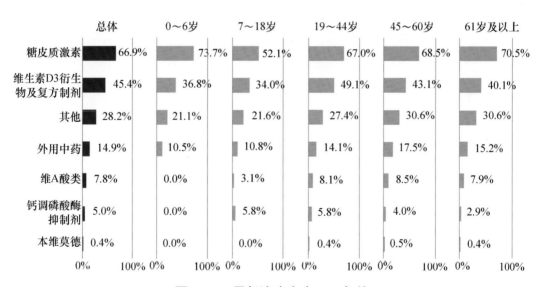

图 3-44　局部治疗方案——年龄

表 3-33　局部治疗方案——疾病严重程度

	轻度		中度		重度		总体
	N	R	N	R	N	R	
糖皮质激素	545	61.17%	1006	67.70%	1060	69.97%	261（67.09%）
维生素 D3 衍生物及复方制剂	406	45.57%	649	43.67%	716	47.26%	177（45.50%）
维 A 酸类	44	4.94%	98	6.59%	166	10.96%	30（7.91%）
本维莫德	3	0.34%	5	0.34%	8	0.53%	16（0.41%）
钙调磷酸酶抑制剂	52	5.84%	79	5.32%	62	4.09%	19（4.96%）
外用中药	108	12.12%	185	12.45%	282	18.61%	575（14.77%）
其他	193	21.66%	388	26.11%	512	33.80%	1093（28.08%）
填报人数	891		1486		1515		3892

N＝选填人数　R＝选填率

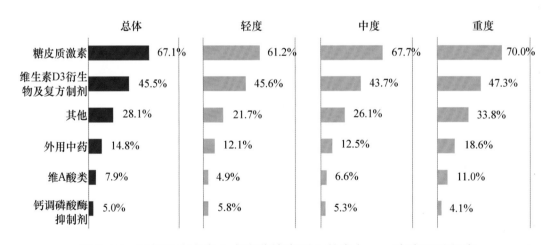

图 3-45　局部治疗方案（本维莫德未列入其中）——疾病严重程度

3.4.1.2 既往系统药物（非生物制剂）治疗及光疗情况

既往的系统药物（非生物制剂）治疗及光疗方案中，口服中药占比最高（45.93%），其次为光疗（39.73%）、维A酸类（23.12%）、其他药物（21.35%）、甲氨蝶呤（12.95%）、环孢素（6.13%）、来氟米特（0.66%）、其他小分子药物（0.54%）（表3-34，图3-46）。

口服中药在各年龄组占比都是最高的，这可能与国情有关。光疗作为最常用的非药物治疗手段之一，在成年患者（19岁至61岁及以上）中使用占比为40%~45%，高于7~18岁年龄段的25%。维A酸类的使用占比有随年龄增长而升高的趋势，尤其45岁及以上患者，可能与对该药副作用的考量相关（如该药存在皮肤干燥脱屑、肝肾功能损害、生殖系统畸形等副作用，男女育龄患者尤其女性患者需要慎用）。甲氨蝶呤是已经在临床使用了很长时间的免疫抑制药物，成年患者中使用占比高于未成年患者，使用时需考虑其副作用（如消化道损害、白细胞计数降低甚至骨髓抑制），使用该药治疗需密切监控和随访，而限于国情，患者不易做到长期随访，一定程度上限制了医生使用的意愿。环孢素和来氟米特均为免疫抑制剂，环孢素在7岁以上年龄组使用占比差异不大，一般用于较重的病情；来氟米特各年龄段使用率均不足1%，这两种药物除了容易造成过度免疫抑制引起感染之外，还可能有肝肾损害的副作用，临床上较少用于治疗银屑病。总之，与局部治疗一样，系统治疗的有效性和安全性对于银屑病患者至关重要。

光疗、维A酸类、甲氨蝶呤、环孢素这几类最常用的银屑病治疗药物的使用占比随疾病严重程度的加剧而升高（表3-35，图3-47）。

表 3-34 系统药物（非生物制剂）治疗及光疗方案——年龄

	0～6岁		7～18岁		19～44岁		45～60岁		61岁及以上		总体
	N	R	N	R	N	R	N	R	N	R	
环孢素	0	0.00%	11	5.73%	90	6.36%	43	6.44%	15	4.81%	159（6.13%）
甲氨蝶呤	0	0.00%	6	3.13%	165	11.66%	120	17.96%	45	14.42%	336（12.95%）
维A酸类	1	12.50%	38	19.79%	293	20.71%	183	27.40%	85	27.24%	600（23.12%）
来氟米特	0	0.00%	0	0.00%	11	0.78%	4	0.60%	2	0.64%	17（0.66%）
光疗	0	0.00%	48	25.00%	570	40.28%	272	40.72%	141	45.19%	1031（39.73%）
口服中药	5	62.50%	97	50.52%	699	49.40%	261	39.07%	130	41.67%	1192（45.93%）
其他小分子药物	0	0.00%	1	0.52%	7	0.49%	4	0.60%	2	0.64%	14（0.54%）
其他药物	4	50.00%	62	32.29%	301	21.27%	136	20.36%	51	16.35%	554（21.35%）
填报人数	8		192		1415		668		312		2595

N＝选填人数 R＝选填率

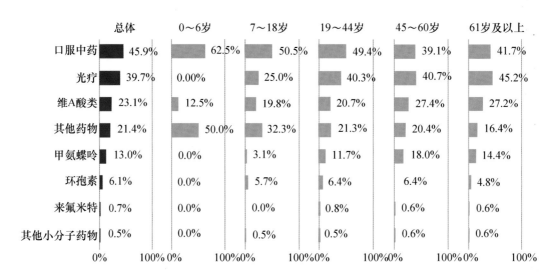

图 3-46 系统药物（非生物制剂）治疗及光疗方案——年龄

表 3-35 系统药物（非生物制剂）治疗及光疗方案——疾病严重程度

	轻度		中度		重度		总体
	N	R	N	R	N	R	
环孢素	21	4.37%	58	6.26%	77	6.80%	156（6.14%）
甲氨蝶呤	47	9.77%	95	10.26%	185	16.34%	327（12.88%）
维 A 酸类	84	17.46%	180	19.44%	325	28.71%	589（23.20%）
来氟米特	4	0.83%	2	0.22%	11	0.97%	17（0.67%）
光疗	170	35.34%	355	38.34%	479	42.31%	1004（39.54%）
口服中药	243	50.52%	402	43.41%	518	45.76%	1163（45.81%）
其他小分子药物	3	0.62%	6	0.65%	5	0.44%	14（0.55%）
其他药物	116	24.12%	200	21.60%	225	19.88%	541（21.31%）
填报人数	481		926		1132		2539

N＝选填人数　R＝选填率

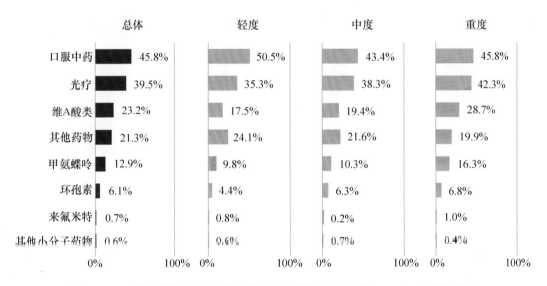

图 3-47 系统药物（非生物制剂）治疗及光疗方案——疾病严重程度

3.4.1.3 既往生物制剂治疗情况

总共 5406 例填报既往药物治疗史的患者中，有 384 例患者（7.10%）接受了生物制剂治疗，以白介素类抑制剂（52.08%）和 TNF-α 抑制剂（46.61%）两大类为主。本数据平台中，0～6 岁的患者没有接受过生物制剂治疗，7～18 岁年龄段白介素类抑制剂使用占比远高于 TNF-α 抑制剂（90.91% *vs.* 18.18%），而 61 岁及以上年龄段 TNF-α 抑制剂使用占比略高于白介素类抑制剂（52.38% *vs.* 38.10%），其他 2 个成年组内两种生物制剂使用占比不相上下（表 3-36，图 3-48）。

根据疾病严重程度来分析，轻度患者使用白介素类抑制剂的比例明显高于 TNF-α 抑制剂，而中重度患者使用白介素类抑制剂的比例略低于 TNF-α 抑制剂（表 3-37，图 3-49）。

表 3-36　生物制剂治疗——年龄

	0～6 岁		7～18 岁		19～44 岁		45～60 岁		61 岁及以上		总体
	N	R	N	R	N	R	N	R	N	R	
TNF-α 抑制剂	0	0.00%	2	18.18%	108	44.44%	58	53.21%	11	52.38%	179（46.61%）
白介素类抑制剂	0	0.00%	10	90.91%	133	54.73%	49	44.95%	8	38.10%	200（52.08%）
其他	0	0.00%	0	0.00%	7	2.88%	5	4.59%	2	9.52%	14（3.65%）
填报人数	0		11		243		109		21		384

N＝选填人数　R＝选填率

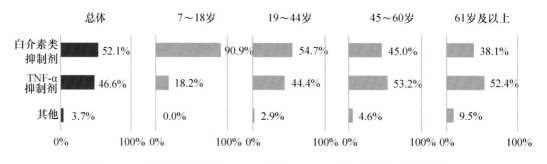

图 3-48　生物制剂治疗——年龄（0 ～ 6 岁年龄段未列入其中）

表 3-37　生物制剂治疗——疾病严重程度

	轻度		中度		重度		总体
	N	R	N	R	N	R	
TNF-α 抑制剂	62	36.90%	52	55.91%	60	53.57%	174.00（46.65%）
白介素类抑制剂	111	66.07%	38	40.86%	45	40.18%	194.00（52.01%）
其他	1	0.60%	6	6.45%	7	6.25%	14.00（3.75%）
填报人数	168		93		112		373

N＝选填人数　R＝选填率

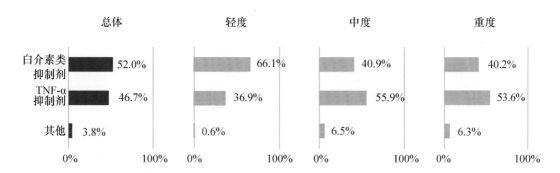

图 3-49　生物制剂治疗——疾病严重程度

3.4.2 患者既往治疗满意度调查问卷结果分析

从患者对既往银屑病治疗满意度的回应来看，"非常满意"和"满意"的患者加在一起仅 1/3（34.16%），满意度"一般"占 47.93%，"不满意"和"非常不满意"占 17.91%，没有明显的年龄相关性。对 19 岁及以上的成年患者分析发现，男性和女性患者的满意度回应非常接近，性别差异不明显（表 3-38）。

对照病情严重程度，随着病情加重，回应"满意"和"非常满意"的患者比例逐渐降低，反之，"不满意"和"非常不满意"的占比和病情严重度呈正相关（表 3-39，图 3-50）。

总体而言，近半数患者对治疗结果处于满意度"一般"的状态，继续治疗和放弃治疗的意愿可能都不强烈，从某种程度上，也可能是造成很多患者不来积极就诊的原因，毕竟 66% 的患者对之前的治疗结果"并没有满意"。因此，高效和安全的治疗方法，既是临床医生所需，也是患者对治疗目标的追求。

表 3-38　治疗满意度——年龄

	0～6 岁	7～18 岁	19～44 岁	45～60 岁	61 岁及以上	总体
非常满意	2（6.90%）	38（8.82%）	353（11.17%）	140（9.83%）	43（6.19%）	576（10.04%）
满意	8（27.59%）	110（25.52%）	779（24.66%）	312（21.91%）	175（25.18%）	1384（24.12%）
一般	15（51.72%）	216（50.12%）	1489（47.14%）	685（48.10%）	345（49.64%）	2750（47.93%）
不满意	3（10.34%）	58（13.46%）	449（14.21%）	257（18.05%）	119（17.12%）	886（15.44%）
非常不满意	1（3.45%）	9（2.09%）	89（2.82%）	30（2.11%）	13（1.87%）	142（2.47%）
总人数	29	431	3159	1424	695	5738
				19 岁及以上		
				男	女	
非常满意				343（9.98%）	193（10.48%）	536（10.16%）
满意				837（24.36%）	429（23.29%）	1266（23.99%）
一般				1632（47.50%）	887（48.15%）	2519（47.73%）
不满意				538（15.66%）	287（15.58%）	825（15.63%）
非常不满意				86（2.50%）	46（2.50%）	132（2.50%）
总人数				3436	1842	5278

表 3-39　治疗满意度——疾病严重程度

	轻度	中度	重度	总体
非常满意	185（14.05%）	169（8.39%）	156（8.13%）	510（9.72%）
满意	387（29.38%）	480（23.83%）	379（19.76%）	1246（23.74%）
一般	612（46.47%）	1045（51.89%）	912（47.55%）	2569（48.94%）
不满意	115（8.73%）	283（14.05%）	404（21.06%）	802（15.28%）
非常不满意	18（1.37%）	37（1.84%）	67（3.49%）	122（2.32%）
总人数	1317	2014	1918	5249

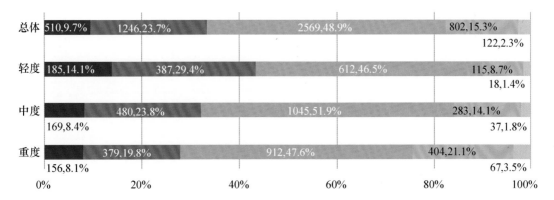

图 3-50　治疗满意度——疾病严重程度

CHAPTER

4

银屑病规范化诊疗中心落地及银屑病专病门诊成功案例展示

4.1 中心落地与专病门诊设置的意义与挑战

4.1.1 专病管理，"健康中国"战略下的医疗趋势所向

在"健康中国"战略引领下，未来医疗发展将向"高、精、专、全"方向大步迈进。诊疗需求端和服务供给端都将向专病管理模式转变。2016 年国务院发布的《健康中国"2030"规划纲要》中明确提出"完善住院医生与专科医生培养培训制度，建立公共卫生与临床医学复合型高层次人才培养机制"。"健全治疗–康复–长期护理服务链。全面实施临床路径管理，规范诊疗行为，优化诊疗流程，增强患者就医获得感"。

响应国务院号召，为满足患者对专业化医生的诊疗需求，医院逐步趋向根据医生的等级与资历定向培养医生队伍：在住院医生培养"全科化"基础上，推动主治医生培养"专科化"、副高以上培养"专病化"。从仅注重诊中的疾病应急治疗，发展到注重诊前预防未病、诊后健康管理。一体化、全程化的专病诊疗服务将被重新设计，在为患者提供更匹配的诊疗方案的同时，降低疾病发病率并提高愈后生活质量。

4.1.2 专病管理的落地实践——银屑病规范化诊疗中心和银屑病专病门诊

国家皮肤与免疫疾病临床医学研究中心–银屑病规范化诊疗中心就是"专病管理"模式的一种落地实践。通过银屑病规范化诊疗中心的落地，推动银屑病诊治的规范化和均质化，引导银屑病专病门诊体系的搭建，升级银屑病慢病管理体系，并建立中国银屑病病例数据库用于临床医学研究，从而达到提高中国银屑病诊疗水平的总体目标。

4.1.3 搭建银屑病专病门诊体系，推动银屑病诊疗的均质化，同时专诊也成为临床科研的基石

推动银屑病诊疗水平的均质化：银屑病专诊采纳统一的诊疗流程，医生、专科护士各司其职，使得银屑病患者获得专业、完整的诊疗体验；患者也能在专诊中获得均质的治疗方案和全程化的患者管理。有利于医生长期跟踪患者病情发展，培育患者对银屑病的慢病管理意识，同时也增强患者对专病医生的信任和依赖度，提高患者的依从性。

银屑病专病门诊对患者产生的虹吸效应，使得大量银屑病患者在专诊被统一管理。在银屑病规范化诊疗中心临床大数据共建、共享的理念推动下，银屑病专诊成为银屑病临床科研的基石。随着银屑病诊疗水平和手段的不断提升，特别是越来越多生物制剂进入医保，价格壁垒被打破，银屑病患者的治疗意愿和治疗目标不断被激发，银屑病的治疗进入新阶段。银屑病领域不断涌现大量的高质量学术成果，科研发展的前景被看好。

4.1.4 银屑病专诊的落地实践尚存在挑战

当前，越来越多的医院管理者意识到专业领域细分对于科室发展的必要性，也有不少医院开始尝试推动银屑病专诊的建设落地。从专诊架构的规划到专诊流程的梳理，尚均处于尝试阶段。银屑病诊疗流程常规包括导流、分诊、面诊、筛查、用药和随访6大环节。目前我国各地实践过程中在银屑病诊疗链条中依然存在瓶颈、痛点，制约了专病管理的落地。导流环节——患者宣传不足：银屑病专病建设和声誉积累存有短板，专病门诊患者量不足；分诊环节——诊前分诊不足：缺少有效的分诊及挂号引导，无法将中重度患者集中引导至专病门诊；面诊环节——问诊诊疗不足：专病患者问诊时间过短，难以进行完整的专病诊疗，尤其生物制剂诊疗；筛查环节——流程冗长：筛查流程环节费时费力，影响了患者的体验和就医便利性；用药环节——缺乏管理：受院外药使用及注射室限制，无法提供院内注射服务；随访环节——管理精力有限：尚未有能力建立随访系统，难以达到诊疗最优效果，亟待通过优化专病门诊建设进行优化。

4.2 北京大学第一医院：研究型三甲综合医院皮肤科代表，建立"数据集成化采集"为特色的银屑病专诊

4.2.1 研究型三甲综合医院皮肤科代表，医教研一体的专业团队

北京大学第一医院皮肤性病科成立于 1915 年，是北京大学第一医院第一批成立的科室，也是中国最早的国立皮肤性病科。迄今已有百年历史，期间皮肤科名家辈出，一直是全国皮肤科的引领力量之一。2003 年首批获评教育部国家重点学科，其后又首批成为教育部创新团队、北京市皮肤病分子诊断重点实验室、卫生部临床重点专科，还曾获评国家药监局重点实验室。目前科室有感染性皮肤病、免疫相关皮肤病、皮肤肿瘤与皮肤病理、皮肤罕见病、皮肤生理与屏障五支完善的研究团队；每年在读研究生 50 余人，在岗来自全国的进修医师 40 余人。2019 年获批皮肤科领域唯一的国家皮肤与免疫疾病临床医学研究中心。

当前，北京大学第一医院成立了一支梯队化的银屑病专家团队（图 4-1），并且开通医院线上挂号系统，宣导引流。

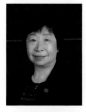
李若瑜

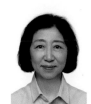
王爱平

王明悦

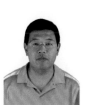
王云

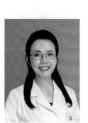
王晓雯

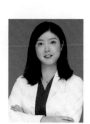
孙婧茹

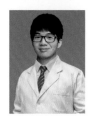
王澍

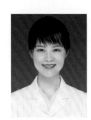
夏金玉

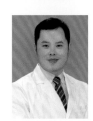
尚盼盼

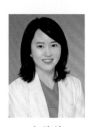
白倩倩

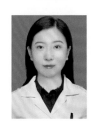
宫姝

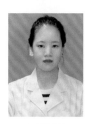
吴蕴颖

图 4-1　北京大学第　医院银屑病专家团队

4.2.2 建立"数据集成化采集"为特色的银屑病专诊，促进临床大数据应用落地

为推动我国医疗水平的提高，医疗健康大数据应用的推进被写入了《健康中国"2030"规划纲要》。北京大学第一医院为落实临床大数据在皮肤科的应用，全面而有效地开展银屑病规范化诊疗中心的大数据采集工作，搭建了以"数据集成化采集"为特色的银屑病专病门诊（图 4-2）。

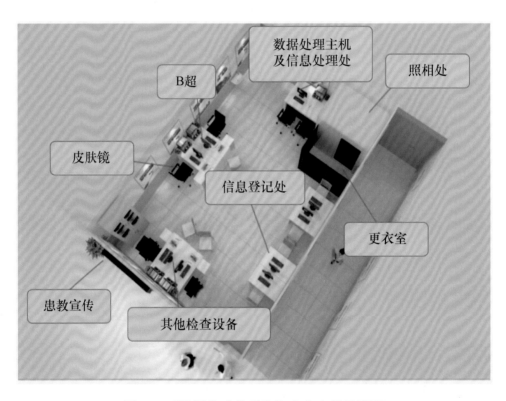

图 4-2 "数据集成化采集"室内布局示意图

将银屑病专病门诊打造成病例信息数据采集、图像采集、皮肤科检查数据采集的数据集成中心。此举可高效地采集患者信息数据，推动临床大数据的累积；同时提升诊疗效率，改善患者的诊疗体验。具体诊治流程：患者首先在银屑病专病门诊完成面诊和基本信息的填写；随后进入为患者设置的专门图像采集区，采用专业皮肤病图像采集设备完成皮肤图像拍摄和上传（包含大体图像与皮肤镜图像）；根据需要接受病理活检确诊；后在信息登记处进行银屑病患者数据采集和录入（图 4-3）。为了确保银屑病患者数据的应录尽录，专病门诊实施全科动员，研究生排班保障录入需求。在完成数据录入后，患者回至银屑病专诊接受处方与治疗。根据患者信息，有专人负责联系患者进行慢病管理。

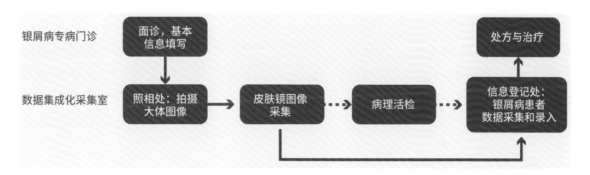

图 4-3 "数据集成化采集"流程图

4.2.3 围绕银屑病专诊大数据，以银屑病为切入点开展临床研究，兼顾患者管理与学术研究

北京大学第一医院重视临床数据管理，数据管理可助力学术发展和提高患者管理质量。日常数据采集细化帮助医生判断病情，制订治疗方案。以银屑病规范化诊疗中心项目所采集的数据为基石，有助于提高科室学术研究水平，通过专病医生科研诉求，定向获得临床研究数据，助力学术研究成果的产生。将"数据大"转变为"大数据"。以银屑病为切入点，开展多项临床研究，从而推动科研和临床诊疗水平的提升。使科研和临床发挥合力，起到"一加一大于二"的作用。

4.3 上海交通大学医学院附属瑞金医院：以生物制剂为特色的银屑病专病门诊

4.3.1 建立生物制剂特色银屑病专诊，搭建集成化的诊疗室，提升患者就诊效率

瑞金医院皮肤科从 20 世纪 80 年代开始，即开展专家专人坐诊的模式，专病的雏形初建。2006 年开启皮肤科银屑病专病培育阶段，2014 年起完善银屑病专病地位。2019 年 9 月 3 日开设银屑病生物制剂专病门诊，同时提升全科室银屑病诊疗水平。2020 年瑞金医院皮肤科门诊总量约为 12 万人次，其中银屑病专病门诊 5000 人次，银屑病生物制剂专病门诊年接诊达 2000 人次。

银屑病生物制剂专病门诊采用集成一体模式，涵盖四大功能区，包括诊疗区、注射及血液采集区、信息数据收集台、图像采集区，打造一站式专病诊区（图 4-4），有效提升患者诊疗效率。诊室规划了清晰的诊疗流程，实现各阶段患者专病诊疗一体化服务（图 4-5）。

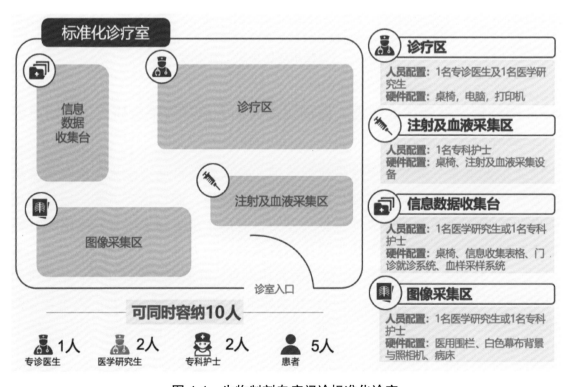

图 4-4　生物制剂专病门诊标准化诊室

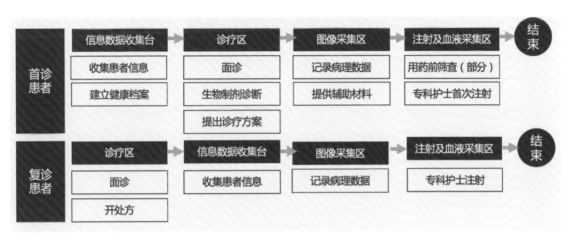

图 4-5 首诊及复诊患者标准化诊室一体化诊疗流程

4.3.2 打通专病转诊环节，让专病患者获得及时诊疗

优化转诊机制实现皮肤科其他门诊专家和普通医生均能实现精准转诊（图4-6）。定期进行全科医生的银屑病生物制剂治疗基础知识培训，确保其他亚专业专家及医生均具备评估辨别生物制剂适用人群的能力，对于适合的患者，专家医生可直接开具筛查单进入生物制剂专诊流程，普通医生直接将患者转诊至生物制剂专病，从而实现患者的统一治疗和管理。

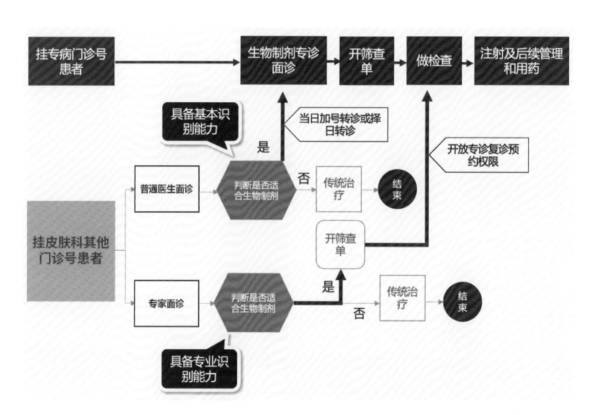

图 4-6　皮肤科其他门诊专家和普通医生转诊机制

4.3.3 以患者为主体，搭建银屑病多学科诊疗（MDT）门诊

瑞金医院银屑病专病团队多年来一直关注银屑病复发和治疗与共患病的关系，并于2018年开设银屑病MDT门诊。以患者为主体，以医院综合实力为依托，根据患者系统累及的具体病情，每周三固定时间邀请相关科室医生，开展多学科协作，综合分析患者病情，各科同时面对面进行医患沟通，共同拟定治疗方案，既节约患者奔波各科的时间、精力成本，又提高诊疗的效率。除了定期MDT门诊外，银屑病MDT团队每年在"世界银屑病日"开展一次MDT义诊，邀请内分泌、心脏科、呼吸科、中医内科、肾脏科等科室共同参与，目前已连续四年。在平衡银屑病和共患病治疗的同时，全方位改善患者生活质量，使银屑病患者全面获益。

4.4 济宁市第一人民医院：银屑病诊疗中心项目的优秀实践医院

4.4.1 强调专业细分，成立以"心身管理团队"为特色的专病团队

济宁市第一人民医院为全国三级甲等大型综合公立医院，皮肤科始建于1953年，是鲁西南地区最早建立的皮肤专科，目前是山东省临床和山东省中西医结合双重点专科。其科室建设重视专业细分，作为首批申请加入银屑病规范化诊疗中心建设的单位，其皮肤科于2020年7月设立银屑病专病门诊，采取慢病管理的建设模式。济宁市第一人民医院的银屑病专病由三个职能小组构成，搭建立体式的团队，为患者实施全程式的规范化管理：

- 由2名专家，1名秘书，多名研究生共同参与的"银屑病专病管理小组"，以临床诊疗为主要任务，同时担任银屑病诊疗中心患者数据采集。

- 科室重视心理因素对银屑病患者疾病进展的重要意义，成立"银屑病心身管理小组"。小组由医生和护士共同组成，均获得心理保健师证，持证上岗，为住院银屑病患者开展心理疏导：开展患教会，利用科室公众号进行疾病和心理健康教育，同时结合药物治疗，有助于更好地控制病情，提高患者生活质量。未来，银屑病患者的心理疏导或将探索成为科室新的服务提升项目。

- 由专病小组成员和实验室专职人员共同组成的"银屑病科研小组"，关注银屑病基础研究，立足本科，加强科室之间、医院之间及与医学院校基础学科之间的沟通协作，意在以基础研究推动临床发展。

4.4.2 以患者为中心优化数据录入过程

作为首批申请银屑病规范化诊疗中心建设单位，济宁市第一人民医院皮肤科尤其重视诊疗中心银屑病患者大数据录入带来的科研价值及对学科推动的价值，科室极其重视中心数据的录入，其录入数位居全国第三。同时为改善患者就诊体验，提高整体满意度和对数据录入的认可度，济宁市第一人民医院银屑病专诊设立了一套以患者为中心的面诊和录入流程：面诊→数据录入→处方。

专病医生初次面诊时，询问疾病相关信息并进行检查和诊断，随后告知患者病情以及为了更好的制订治疗方案需要患者配合完成信息数据录入；由研究生、规培生、进修医生为患者完成数据录入，录入数据同时为患者介绍银屑病的疾病知识、治疗方案、日常注意事项，答疑解惑，疏导患者焦虑情绪，促进患者对自身疾病的认识和对医生的信任，在完成数据录入及疾病教育后再转由专病医生开具处方，从而使数据录入成为临床诊疗的关键中间环节。此举不仅有效提高患者对数据录入的配合度，同时提高患者对疾病的认知，进而提升患者的就诊满意度（图 4-7）。

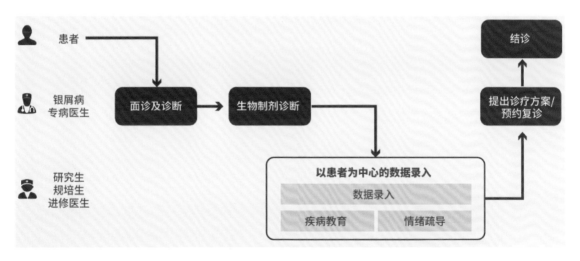

图 4-7 "以患者为中心优化数据录入"过程流程图

4.4.3 专项激励促进数据采集积极性

济宁市第一人民医院皮肤科设置数据录入专项激励，设置数据录入的绩效考核，有科研需求的临床医生、研究生、规培生录入数据的数量和质量与科研支持挂钩，有效录入数据达到考核指标可共享科室数据（如患者的皮肤组织样品、血液样本等）开展科研项目；其他参与录入的人员按数据录入考核指标可获得相应的奖金激励。此举有效地激励了科室动员开展数据采集工作，共同推动学科基础发展。

CHAPTER

5 中国银屑病诊治发展方向展望

银屑病作为一种慢性系统性疾病，在中国有庞大的患者人群，银屑病规范化诊疗中心临床大数据平台收录的患者数据显示，我国患者具有病程长、疾病严重程度较高等临床特点。银屑病除了影响患者的皮肤健康外，还影响患者的心理健康，社会活动状态甚至是劳动寿命，此外，银屑病共病的发生风险增高也会严重威胁人民健康，增加长期的医疗负担和社会成本。

然而，目前我国患者对银屑病危害认知不足，就诊习惯不佳，仅有少数患者（不足6%）在1周内即寻求规范治疗，绝大多数患者发病1个月以上方就诊。我国银屑病患者的首要治疗目标是"快速清除皮损"，通过对患者的满意度调查发现，约2/3的患者对治疗结果不甚满意，提示患者的治疗需求未完全得到满足。我国目前的治疗方式仍以局部治疗、传统系统药物治疗及光疗为主，虽然随着新型治疗药物的不断涌现，近几年的治疗格局已发生较大变化，但创新药物的使用仍较局限，对银屑病的治疗理念和综合管理水平尚有进一步提升空间。

国家"十四五规划"和二〇三五年远景目标为实现中国伟大振兴制定了宏大的战略方针，建设并实现健康中国是优先战略，要为人民提供全方位全周期的健康服务，使民生福祉达到新水平。在这一大背景下，为落实国家政策，银屑病规范化诊疗中心应运而生，致力于促进银屑病的规范化治疗，从而提高中国银屑病诊疗水平，为中国庞大的银屑病患者人群谋求福祉，减轻患者身心痛苦和社会负担。

通过引入先进治疗理念和药物以及专病门诊的建设，银屑病规范化诊疗中心将大力推动银屑病诊疗水平均质化，提高优质医疗服务的可及性；通过建立患者长期化、规范化的随访和管理体系，同时加强银屑病共病预防与干预，诊疗中心将为患者提供全方位全周期的健康服务；诊疗中心临床大数据采集平台也将进一步推动中国银屑病科研水平提高，促进我国银屑病诊疗的规范化发展。

我们坚信，银屑病规范化诊疗中心将对中国银屑病诊疗格局产生深刻影响，它将最大程度满足患者的治疗需求，使其可以回归正常生活，享受美好人生。同时项目建设的成功经验也可与其他疾病领域的建设互勉，从而促进整体医疗水平的提高，为国家制定相应健康政策提供参考。

中国银屑病领域的发展关乎国民健康，关乎国家的全面振兴，诚愿广大医学工作者勠力同心，携手奋进，建设健康中国，为早日实现"十四五规划"和二〇三五年远景目标而奋斗。

［1］Lynde CW，Poulin Y，Vender R，et al. Interleukin 17A：toward a new understanding of psoriasis pathogenesis［J］. J Am Acad Dermatol，2014，71（1）：141-150.

［2］Armstrong AW，Read C. Pathophysiology，clinical presentation，and treatment of psoriasis：A review［J］. JAMA，2020，323（19）：1945-1960.

［3］Brembilla NC，Senra L，Boehncke WH. The IL-17 family of cytokines in psoriasis：IL-17A and beyond［J］. Front Immunol，2018，9：1682.

［4］中华医学会皮肤性病学分会银屑病专业委员会. 中国银屑病诊疗指南（2018完整版）［J］. 中华皮肤科杂志，2019，52（10）：667-710.

［5］广东中昊药业有限公司. 廿十年磨一剑！中昊药业获得本维莫德乳膏国家1类新药证书［EB/OL］. www.zhonghaopharma. com/article/mtbd/21.html.

［6］Menter A，Strober BE，Kaplan DH，et al. Joint AAD-NPF Guidelines of care for the management and treatment of psoriasis with biologics［J］. J Am Acad Dermatol，2019，80（4）：1029-1072.

［7］Mrowietz U，Kragballe K，Reich K，et al. Definition of treatment goals for moderate to severe psoriasis：a European consensus［J］. Arch Dermatol Res，2011，303（1）：1-10.

［8］Nast A，Gisondi P，Ormerod AD，et al. European S3-Guidelines on the systemic treatment of psoriasis vulgaris—Update 2015—Short version—EDF in cooperation with EADV and IPC［J］. J Eur Acad Dermatol Venereol，2015，29（12）：2277-2294.

［9］Gisondi P，Altomare G，Ayala F，et al. Italian Guidelines on the systemic treatments of moderate-to-severe plaque psoriasis［J］. J Eur Acad Dermatol Venereol，2017，31（5）：774-790.

［10］Smith CH，Yiu ZZN，Bale T，et al. British Association of Dermatologists Guidelines for biologic therapy for psoriasis 2020：a rapid update［J］. Br J Dermatol，2020，183（4）：628-637.

［11］Nast A，Amelunxen L，Augustin M，et al. S3 Guideline for the treatment of psoriasis vulgaris，update-short version part 1-systemic treatment［J］. J Dtsch Dermatol Ges，2018，16（5）：645-669.

［12］Amatore F，Villani AP，Tauber M，et al. French Guidelines on the use of systemic treatments for moderate-to-severe psoriasis in adults［J］. J Eur Acad Dermatol Venereol，2019，33（3）：464-483.

［13］Nast A，Smith C，Spuls PI，et al. EuroGuiDerm Guideline on the systemic treatment of Psoriasis vulgaris-Part 1：treatment and monitoring recommendations［J］. J Eur Acad Dermatol Venereol，2020，34（11）：2461-2498.

［14］Kaplon H，Muralidharan M，Schneider Z，et al. Antibodies to watch in 2020［J］. MAbs，2020，12（1）：1703531.

［15］Cai L，Zhang JZ，Yao X，et al. Secukinumab demonstrates high efficacy and a favorable safety profile over 52 weeks in Chinese patients with moderate to severe plaque psoriasis［J］. Chin Med J（Engl），2020，133（22）：2665-2673.

［16］Smith CH，Anstey AV，Barker JN，et al. British Association of Dermatologists Guidelines for use of biological interventions in psoriasis 2005［J］. Br J Dermatol，2005，153（3）：486-497.

［17］Blauvelt A，Reich K，Tsai TF，et al. Secukinumab is superior to ustekinumab in clearing skin of subjects with moderate-to-severe plaque psoriasis up to 1 year：Results from the CLEAR study［J］. J Am Acad Dermatol，2017，76（1）：60-69. e9.

［18］Honma M，Hayashi K. Psoriasis：Recent progress in molecular-targeted therapies［J］. J Dermatol，2021，48（6）：761-777.

［19］Reich K，Armstrong AW，Foley P，et al. Efficacy and safety of guselkumab，an anti-interleukin-23 monoclonal antibody，compared with adalimumab for the treatment of patients with moderate to severe psoriasis with randomized withdrawal and retreatment：Results from the phase III，double-blind，placebo- and active comparator-controlled VOYAGE 2 trial［J］. J Am Acad Dermatol，2017，76（3）：418-431.

［20］Radi G，Campanati A，Diotallevi F，et al. Novel therapeutic approaches and targets for treatment of psoriasis［J］. Curr Pharm Biotechnol，2021，22（1）：7-31.

［21］Strober B，Ryan C，van de Kerkhof P，et al. Recategorization of psoriasis severity：Delphi consensus from the International Psoriasis Council［J］. J Am Acad Dermatol，2020，82（1）：117-122.

［22］May RJ，Franklin A. Fundamentals of skin immunology in psoriasis：Part 2［J］. Dermatological Nursing，2019，18（1）：20-32.

［23］Gisondi P，Girolomoni G. Cardiometabolic comorbidities and the approach to patients with psoriasis［J］. Actas Dermosifiliogr，2009，100 Suppl 2：14-21.

［24］Villani AP，Rouzaud M，Sevrain M，et al. Prevalence of undiagnosed psoriatic arthritis among psoriasis patients：Systematic review and meta-analysis［J］. J Am Acad Dermatol，2015，73（2）：242-248.

［25］Samarasekera EJ, Neilson JM, Warren RB, et al. Incidence of cardiovascular disease in individuals with psoriasis：A systematic review and meta-analysis［J］. J Invest Dermatol, 2013, 133（10）：2340-2346.

［26］Arnett DK, Blumenthal RS, Albert MA, et al. 2019 ACC/AHA Guideline on the primary prevention of cardiovascular disease：A report of the American College of Cardiology/American Heart Association Task Force on Clinical Practice Guidelines［J］. Circulation, 2019, 140（11）：e596-e646.

［27］Michalek IM, Loring B, John SM. Global report on PSORIASIS［R］. Geneva：World Health Organization, 2016：1-35.

［28］Daudén E, Castañeda S, Suárez C, et al. Clinical practice guideline for an integrated approach to comorbidity in patients with psoriasis［J］. J Eur Acad Dermatol Venereol, 2013, 27（11）：1387-1404.

［29］Singh JA, Guyatt G, Ogdie A, et al. Special Article：2018 American College of Rheumatology/National Psoriasis Foundation Guideline for the treatment of psoriatic arthritis［J］. Arthritis Rheumatol, 2019, 71（1）：5-32.

［30］Osier E, Wang AS, Tollefson MM, et al. Pediatric Psoriasis Comorbidity Screening Guidelines［J］. JAMA Dermatol, 2017, 153（7）：698-704.

［31］Elmets CA, Leonardi CL, Davis DMR, et al. Joint AAD-NPF Guidelines of care for the management and treatment of psoriasis with awareness and attention to comorbidities［J］. J Am Acad Dermatol, 2019, 80（4）：1073-1113.

［32］Ganzetti G, Campanati A, Molinelli E, et al. Psoriasis, non-alcoholic fatty liver disease, and cardiovascular disease：Three different diseases on a unique background［J］. World J Cardiol, 2016, 8（2）：120-131.

［33］Thaçi D, Körber A, von Kiedrowski R, et al. Secukinumab is effective in treatment of moderate-to-severe plaque psoriasis：real-life effectiveness and safety from the PROSPECT study［J］. J Eur Acad Dermatol Venereol, 2020, 34（2）：310-318.

［34］Makavos G, Ikonomidis I, Andreadou I, et al. Effects of interleukin 17A inhibition on myocardial deformation and vascular function in psoriasis［J］. Can J Cardiol, 2020, 36（1）：100-111.

［35］von Stebut E, Reich K, Thaçi D, et al. Impact of secukinumab on endothelial dysfunction and other cardiovascular disease parameters in psoriasis patients over 52 weeks［J］. J Invest Dermatol, 2019, 139（5）：1054-1062.

［36］Gisondi P, Bellinato F, Bruni M, et al. Methotrexate vs secukinumab safety in psoriasis patients with metabolic syndrome［J］. Dermatol Ther, 2020, 33（6）：e14281.

［37］Gerdes S, Pinter A, Papavassilis C, et al. Effects of secukinumab on metabolic and liver parameters in plaque psoriasis patients［J］. J Eur Acad Dermatol Venereol, 2020, 34（3）：533-541.

［38］刘刚, 甄宇志, 王乐, 等. 降压达标治疗中的个体化原则与优化治疗［J］. 医学与哲学（临床决策论坛版）, 2007, 28（07）：20-22.

［39］Gisondi P, Talamonti M, Chiricozzi A, et al. Treat-to-target approach for the management of patients with moderate-to-severe plaque psoriasis：Consensus recommendations［J］. Dermatol Ther（Heidelb）, 2021, 11（1）：235-252.

［40］Chen K, Wang G, Jin H, et al. Clinic characteristics of psoriasis in China：a nationwide survey in over 12000 patients［J］. Oncotarget, 2017, 8（28）：46381-46389.

［41］中华医学会皮肤性病学分会, 中国医师协会皮肤科医师分会, 中国中西医结合学会皮肤性病专业委员会. 中国银屑病生物治疗专家共识（2019）［J］. 中华皮肤科杂志, 2019, 52（12）：863-871.

［42］《中国关节病型银屑病诊疗共识（2020）》编写委员会专家组. 中国关节病型银屑病诊疗共识（2020）［J］. 中华皮肤科杂志, 2020, 53（08）：585-595.

［43］国家统计局. 中华人民共和国2019年国民经济和社会发展统计公报［N］. 中国信息报, 2020（002）.

［44］国家统计局. 中国统计年鉴-2020［M］. 北京：中国统计出版社, 2020.

［45］Bowcock AM. The genetics of psoriasis and autoimmunity［J］. Annu Rev Genomics Hum Genet, 2005, 6：93-122.

［46］丁晓岚, 王婷琳, 沈佚葳, 等. 中国六省市银屑病流行病学调查［J］. 中国皮肤性病学杂志, 2010, 24（07）：598-601.

［47］Wang M, Luo X, Xu S, et al. Trends in smoking prevalence and implication for chronic diseases in China：serial national cross-sectional surveys from 2003 to 2013［J］. Lancet Respir Med, 2019, 7（1）：35-45.

［48］Michalek IM, Loring B, John SM. Global report on PSORIASIS［R］. Geneva：World Health Organization, 2016：21.

致 谢

感谢所有加入银屑病规范化诊疗中心暨银屑病诊治真实世界大数据采集平台的建设单位。截至 2021 年 3 月 31 日，共 192 家医院的名单如下：

单位 *	单位 *
保定市第一中心医院	赣南医学院第一附属医院
北华大学附属医院	赣州市皮肤病医院
北京大学第三医院	赣州市人民医院
北京大学第一医院	广东省中医院
北京大学国际医院	广东医科大学附属医院
北京大学深圳医院	广西医科大学第二附属医院
北京大学首钢医院	广西医科大学第三附属医院
北京积水潭医院	广西医科大学第一附属医院
北京清华长庚医院	广西壮族自治区人民医院
滨州医学院附属医院	广元市中心医院
苍南县人民医院	广州市番禺区中心医院
沧州市人民医院	广州市皮肤病防治所
长治市第二人民医院	桂林医学院附属医院
常德市第二人民医院	国药东风总医院
常德市第一人民医院	哈尔滨医科大学附属第二医院
成都市第五人民医院	哈尔滨医科大学附属第一医院
重庆医科大学附属第一医院	海军军医大学第一附属医院
大连市皮肤病医院	海南省第五人民医院
大庆油田总医院	河北工程大学附属医院
东莞市人民医院	河北省唐山市工人医院
佛山市第一人民医院	河北省中医院
福建医科大学附属第二医院	河北医科大学第二医院
福建医科大学附属第一医院	河北医科大学第四医院
福建医科大学附属协和医院	河北医科大学第一医院
福建中医药大学附属第二人民医院	河南科技大学第二附属医院
福州市皮肤病防治院	河南省南阳市中心医院
阜阳市人民医院	河南省人民医院
复旦大学附属闵行医院	核工业四一六医院
甘肃省中医院	黑龙江省医院
甘肃中医药大学附属医院	湖南中医学院第二附属医院

致 谢

单位 *	单位 *
湖南中医药高等专科学校附属第一医院	内蒙古科技大学包头医学院第二附属医院
华北理工大学附属医院	内蒙古民族大学附属医院
华中科技大学同济医学院附属同济医院	内蒙古医科大学附属医院
华中科技大学同济医学院附属协和医院	内蒙古自治区国际蒙医医院
华中科技大学协和深圳医院	宁波市第六医院
淮北市人民医院	宁波市第一医院
黄河三门峡医院	宁夏回族自治区人民医院
黄石市中心医院	宁夏医科大学总医院
吉林医药学院附属医院	濮阳市油田总医院
济宁市第一人民医院	齐齐哈尔市中医医院
暨南大学附属第一医院	秦皇岛市中医医院
江西省皮肤病专科医院	青岛大学附属医院
胶州中心医院	青岛市城阳区人民医院
焦作市人民医院	青岛市市立医院
喀什地区第一人民医院	青岛市中医医院
开封市人民医院	青海大学附属医院
昆明医科大学第二附属医院	青海红十字医院
兰州大学第二医院	日照市人民医院
兰州大学第一医院	三门峡市中心医院
兰州军区总医院	山东第一医科大学第二附属医院
临泉县人民医院	山东第一医科大学附属皮肤病医院
临沂市人民医院	山东省立医院
陆军军医大学第一附属医院	山东省千佛山医院
梅州市中医医院	山西医科大学第二医院
绵阳市中心医院	山西医科大学第一医院
南昌大学第二附属医院	山西中医药大学附属医院
南昌大学第一附属医院	陕西省中医医院
南充市中心医院	上海交通大学附属第一人民医院
南方医科大学皮肤病医院	上海交通大学医学院附属新华医院
南华大学附属第二医院	上海市第十人民医院
南京医科大学第二附属医院	上海市东方医院
南通大学附属医院	上海市皮肤病医院
南阳市第一人民医院	深圳市宝安区中心医院

* 按汉语拼音顺序排列

致 谢

单位*	单位*
深圳市宝安区中医院	西宁市第一人民医院
深圳市人民医院	厦门长庚医院
胜利油田中心医院	厦门医学院附属第二医院
十堰市人民医院	襄阳市中医医院
十堰市太和医院	新疆维吾尔自治区人民医院
石河子大学医学院第一附属医院	新疆维吾尔自治区维吾尔医院
首都医科大学附属北京朝阳医院	新疆医科大学第一附属医院
首都医科大学附属北京潞河医院	新疆医科大学附属中医医院
四川大学华西医院	新乡市中心医院
四川省人民医院	信阳市中心医院
苏州大学附属第一医院	宣城地区人民医院
遂宁市中心医院	烟台毓璜顶医院
台州市中心医院	延边大学附属医院
太原市中心医院	盐城市第一人民医院
泰安市中心医院	阳江市人民医院
滕州市中心人民医院	宜春市人民医院
天津市北辰区中医医院	粤北人民医院
天津市第五中心医院	浙江大学医学院附属第一医院
天津市南开医院	浙江大学医学院附属邵逸夫医院
天津医科大学总医院	浙江省人民医院
威海市立医院	郑州市第一人民医院
潍坊市人民医院	中国人民解放军联勤保障部队第九七〇医院
潍坊市益都中心医院	中国人民解放军联勤保障部队第九九一医院
潍坊医学院附属医院	中国人民解放军陆军第八十二集团军医院
卫生部北京医院	中南大学湘雅三医院
无锡市第二人民医院	中南大学湘雅医院
武汉大学人民医院	中山大学附属第六医院
武汉大学中南医院	中山大学附属第三医院
武汉市第一医院	中山市第二人民医院
武汉市中心医院	中山市人民医院
西安交通大学第二附属医院	珠海市人民医院
西安交通大学第一附属医院	淄博市第一医院
西南医科大学附属医院	淄博市中心医院

* 按汉语拼音顺序排列